Roswitha Engel

Gesundheitsberatung in der Pflege
Einführende Konzepte und integriertes Ausbildungscurriculum

Roswitha Engel

Gesundheitsberatung in der Pflege

Einführende Konzepte und integriertes Ausbildungscurriculum

facultas.wuv

Roswitha Engel
Mag. Dr. phil., DGKS, Pädagogin, Lehrerin für Gesundheits- und Krankenpflege, akad. Krankenhausmanagerin, Lehrbeauftragte in der Erwachsenenbildung.

Band 3 der Reihe „Pflegewissenschaft"

Band 1: Leo Zehender: Alter und Emanzipation. Eine sozialphilosophische Spurensuche im gerontologischen und pflegewissenschaftlichen Kontext.

Band 2: Martina Hiemetzberger: Zwischen Lebe und Tod – Pflegende als Grenzgänger. Eine Studie zur Pflege hirntoter Menschen.

Bibliografische Information Der Deutschen Bibliothek

Die Deutsche Bibliothek verzeichnet diese Publikation in der Deutschen Nationalbibliografie; detaillierte bibliografische Daten sind im Internet über http://dnb.ddb.de abrufbar.

Copyright © 2006 Facultas Verlags- und Buchhandels AG, Wien
Facultas Universitätsverlag, Berggasse 5, A-1090 Wien
Alle Rechte, insbesondere das Recht der Vervielfältigung und der Verbreitung sowie der Übersetzung, sind vorbehalten.
Lektorat und Layout: Sigrid Nindl
Druck: Facultas AG
Printed in Austria
ISBN 13: 978-3-85076-776-7
ISBN 10:   3-85076-776-0

Vorwort

Aktuelle Probleme der Gesellschaft und Veränderungen in den Gesellschaftsentwicklungen (z. B. Individualisierung) führen dazu, dass sich Beratung gegenwärtig als ein expandierender, professioneller Arbeitsbereich darstellt. Beratung, insbesondere Gesundheitsberatung in der Pflege ist dann erforderlich, wenn einzelne Patienten Unterstützung im Setzen von Handlungsschritten und Entscheidungshilfen benötigen. Demnach ist Beratung in der Pflege ein Prozess, bei dem in direkter Zusammenarbeit mit einzelnen Patienten oder Patientengruppen Lösungen zu existierenden oder potenziellen Pflege-Problemsituationen erarbeitet werden. Zudem werden pflegerelevante Informationen im Rahmen von aufklärenden und empfehlenden Beratungsgesprächen vermittelt. Grundsätzlich werden dabei zwei Sichtweisen integriert: Beratung, die sich auf Reaktionen von Krankheiten bezieht („pathogenetisch orientiert"), und (Gesundheits-)Beratung, die sich auf Bedingungen zur Erhaltung bzw. Gestaltung von Gesundheit ausrichtet („salutogenetisch orientiert").

Das vorliegende Buch umfasst eine ausführliche wissenschaftstheoretische Darstellung von Beratung. Zudem wird aufbauend auf spezifischen Beratungskompetenzen ein umfassendes „Integriertes Ausbildungscurriculum" vorgestellt, welches auf die Lehrbarkeit von Beratung, insbesondere Gesundheitsberatung in der Pflege abzielt. Neben einer Vielfalt pflegespezifischer Beratungstypen und -methoden finden Gesprächstechniken Berücksichtigung, die für eine erfolgreiche und wirkungsvolle Beratung sprechen. Beratungsbeispiele aus der Pflegepraxis zeigen, wie Beratung im konkreten Fall umgesetzt werden kann. Die abschließende Darstellung qualitativer und quantitativer Ergebnisse der Expertenbefragung stellt den Grad der Akzeptanz sowie die Brauchbarkeit des Ausbildungscurriculums unter Beweis.

Mit dem „Integrierten Ausbildungscurriculum" für Beratung, insbesondere Gesundheitsberatung in der Pflege ist die Zielstellung verbunden, das Handlungsfeld der zahlenmäßig größten im Gesundheitswesen tätigen Berufsgruppe, die der Gesundheits- und Krankenpflegepersonen, durch einschlägige Zusatzqualifikationen zu erweitern. Es dient als Grundlage für eine Zusatzqualifikation diplomierter Gesundheits- und Krankenpflegepersonen, für ein zusätzliches Unterrichtsfach der schulautonomen Schwerpunktsetzung im Rahmen der Grundausbildung („Allgemeine Gesundheits- und Krankenpflege") und für die Entwicklung von Lehrbehelfen.

Dezember 2006   Roswitha Engel

Inhaltsverzeichnis

1 Theoretische Grundlagen der Beratung

Historische Ausgangslage

Beratung existiert kulturgeschichtlich gesehen bereits seit der Antike. Die Deutung von Orakeln oder Beratung in Form der Suche nach Wohlbefinden sind als Beispiele zu nennen. Demnach war Beratung mit ursprünglicher Ausrichtung auf Alltagsprobleme nicht an professionelle Berater gebunden. Unmittelbare Vorläufer des heutigen Beratungsspektrums reichen bis zur Wende vom 19. zum 20. Jahrhundert zurück. Die frühen Ansätze der Beratung erlebten erst durch die Entfaltung der Wissenschaften, wie beispielsweise Psychologie, Pädagogik und Soziologie, sowie durch den Ausbau der Sozialarbeit einen Aufschwung. Zunehmend wurde Beratung auch als öffentliche Aufgabe etabliert und im behördlich-öffentlichen Bereich (z.B. Familienberatung) angesiedelt (vgl. Sickendiek 2002, S. 25–31). Auf Initiative des Wiener Psychologen Alfred Adler erfolgte in den Zwanzigerjahren in Wien die Einrichtung von dreißig Erziehungsberatungsstellen. Adler schuf sie mit dem Ziel der Betreibung einer „Aktiven Neurosenprophylaxe" durch „Schulung der Eltern und des Kindes", denn er sah hinter allen neurotischen Fehlentwicklungen mangelhaftes Eingehen der Eltern und Erzieher auf das kindliche Seelenleben (vgl. Rattner 1972, S. 63 u. 149). In Deutschland und Österreich wurde Beratung in den Dreißigerjahren mit nationalsozialistischen Idealen und Zielen behaftet. Erziehungs- und Eheberatungsstellen übernahmen rassische und eugenische Selektionsaufgaben. Die wissenschaftlich fundierte Weiterentwicklung von Beratung wurde somit durch die Emigration namhafter Persönlichkeiten der Psychologie, Pädagogik und Soziologie gestoppt. Erst seit den Sechzigerjahren ist ein verstärkter Ausbau sozialer Beratungsstellen durch gesellschaftspolitische Veränderungen festzustellen. Beratung wurde ohne explizite Beratungstheorie und vorrangig aus psychotherapeutischen Ansätzen heraus abgeleitet angeboten. In der Praxis wurden diese psychotherapeutisch orientierten Beratungskonzepte in Ehe-, Familien- und Erziehungsberatungsstellen sowie später in der Jugend- und Drogenberatung umgesetzt (vgl. Sickendiek 2002, S. 25–26).

Gegenwärtige Ausgangslage

Aktuelle Probleme der Gesellschaft und Veränderungen in den Gesellschaftsentwicklungen (z.B. Individualisierung, Pluralisierung) führen dazu, dass sich Beratung gegenwärtig als ein expandierender, professioneller Arbeitsbereich darstellt. Das traditionelle Beratungsangebot (z.B. Erziehungsberatung) wird durch spezielle Beratungsbereiche, welche als „Bindestrich-Beratungen" (z.B. Aids-Beratung) aktuelle gesellschaftliche Problemlagen charakterisieren, ergänzt. Sickendiek et al. (2002) unterscheiden zwischen zwei strukturell unterschiedlichen Beratungsbereichen:

- Der **Beratungs-Kernbereich** umfasst zum einen traditionelle bzw. administrativ-behördliche (z.B. Erziehungsberatung, Berufsberatung, Sozialberatung, Familienberatung), zum anderen „niedrigschwellige" und alltagsbezogene Beratungsangebote (z.B. Streetwork, Drogenberatung). Er gilt als konstanter, jedoch in der konzeptuellen und methodischen Ausrichtung sich ständig fortentwickelnder Bereich.

- Der **offene Beratungsbereich** kann als flexibler, selbst organisierter und auf aktuelle Problemlagen bestimmter Bevölkerungsgruppen (z.B. Jugendliche, Frauen, Männer, alte Menschen, HIV-Infizierte) ausgerichteter Bereich charakterisiert werden (vgl. Sickendiek 2002, S. 31–34).

Grundsätzlich sind Beratungsbegriffe und -definitionen in Abhängigkeit ihrer wissenschaftlichen Bezugsdisziplin zu stellen und spiegeln unterschiedliche Beratungspositionen wider (vgl. Sickendiek 2002, S. 15). In der nachfolgenden Darstellung wird eine Unterscheidung von Beratung der Psychologie, Sozialarbeit, Pädagogik und psychosozialer Arbeit getroffen sowie im Einzelnen definiert. Demnach kann in Abgrenzung sowie als Ergänzung eine Neudefinition von Beratung in der Pflege vorgenommen werden.

1.1 Zentrale Begriffe der Beratung

1.1.1 Psychologisches Beraten

Psychologisches Beraten findet zum einen auf Basis psychologischer Diagnostik, zum anderen auf Basis psychotherapeutischer Konzepte statt. Als Wurzel psychologischer Beratung im deutschsprachigen Raum zählt einerseits die Berufsberatung (Sieckendiek 2002, S. 46), andererseits die Erziehungsberatung (Rechtien 1998, S. 31).

Psychologisch zu beraten, lässt zwei Leitkonzepte erkennen:

Im diagnostischen Leitkonzept wurden auf Basis exakter Messungen (intelligenzbezogene und persönlichkeitsorientierte Tests) wissenschaftliche Grundlagen für die in der Beratung anstehenden Problemlösungen geliefert. Beratung wurde demnach als methodenbestimmter, von der Beratungsperson unabhängiger und technischer Prozess bestimmt. Der prozessuale und interaktive Verlauf in der Beratungssituation nahm keinen Stellenwert ein. Vor diesem Hintergrund erhielt der Rat Suchende die in aufwändiger Diagnostik gewonnenen „objektiven" Informationen, die dann zu objektiv ableitbaren Entscheidungen führten. Dieses Leitkonzept blendete Lebensweltbedingungen (z.B. Familie) aus und ließ keine alternativen Entscheidungsfreiräume für Problemlösungen zu.

Im Leitkonzept der „Therapeutisierung von Beratung" ist eine Anlehnung an psychotherapeutische Schulen erfolgt. Es entstand aus einer kritischen theoretischen Auseinandersetzung mit der klassischen psychologischen Testdiagnostik heraus und kann als „therapeutische Wende" (Sickendiek 2002, S. 47) bezeichnet werden.

Innerhalb psychotherapeutischer Schulen existieren unterschiedliche methodische Konzepte zur Behebung von Problemsituationen und Krisen. Eine zentrale Stellung in der Beratung nehmen „Humanistische Schulen" wie beispielsweise die „klientenzentrierte Gesprächspsychotherapie" ein. Die psychotherapeutische Dominanz ist daran erkennbar, dass beispielsweise aus der Gesprächspsychotherapie die „klientenzentrierte Beratung" und aus der Psychoanalyse die „psychoanalytische Beratung" hervorgegangen sind. Psychologisches Beraten wurde demnach als so genannte „kleine Therapie" am konkurrierenden Beratungsmarkt etabliert (vgl. Sickendiek 2002, S. 45–47).

Beratungspsychologie/Counseling Psychology

In den USA konnte sich bereits in der zweiten Hälfte des 20. Jahrhunderts (1956) eine eigenständige psychologische Beratungsidentität entwickeln und als eigene Division in der „American Psychological Association" (APA) etablieren. Drei zentrale Aspekte werden in dieser Beratungsauffassung verfolgt:

- Der **„präventive Aspekt"** versucht, Probleme und Problemursachen zu umgehen oder ihnen vorzubeugen.

- Der **„entwicklungs- und wachstumsfördernde Aspekt"** unterstützt Individuen, ihre eigenen Kräfte zu erkennen und weiterzuentwickeln.

Demnach zielt Beratung auf Ressourcenplanung, -erweiterung und -erhaltung.

- Der **„kurativ-heilende Aspekt"**, welcher eine Nähe zur klinisch-psychotherapeutischen Beratung einnimmt, richtet sich auf die Beseitigung von Problemen, Störungen und Kompensation von Defiziten.

Im Unterschied zur Identität von Beratung verschiedenster Disziplinen ist das wesentliche Charakteristikum der „Counseling Psychology" die Integration aller drei Aspekte (vgl. Sickendiek 2002, S. 51–52; Nestmann 1997b, S. 174). Zusätzlich führen Theoretiker der „Counseling Psychology" noch weitere Merkmale an, welche nachfolgend verdeutlicht werden.

Merkmale von „Counseling Psychology" (vgl. Nestmann 1997b, S. 174–175):

1. **Beratung fokussiert Stärken, Potenziale und Ressourcen.** Betont wird die Gesundheitsperspektive vor der Krankheitsperspektive. Dieser Ansatz berücksichtigt die positiven Aspekte der psychischen Gesundheit und geht davon aus, dass Menschen trotz Störungen über Restressourcen und Coping-Potenziale verfügen.
2. **Beratung betont die Interaktion von Person und Umwelt.** Im Mittelpunkt stehen die wechselseitigen Einflüsse von Personen und ihrer Umwelt.
3. **Beratung beschäftigt sich mit vielfältigen Lebensproblemen.** Personen mit allgemeinen Lebensproblemen infolge kritischer Lebensereignisse und/ oder psychosozialen Schwierigkeiten stehen dabei im Vordergrund. Ausgeklammert werden Personen mit psychotischen Störungen (z.B. Schizophrenie).
4. **Beratung beschränkt sich auf kurze Interventionszeiträume.** Im Unterschied zur Psychotherapie stehen kurzzeitige, unterstützende und auf situative Probleme und Problemlösungen ausgerichtete Beratungssequenzen im Vordergrund.
5. **Beratung ist im Lebenskontext verankert.** Hierbei liegt die traditionelle Betonung auf Erziehung, Bildung und Beruf im Leben von Menschen. Beratungsschwerpunkte liegen demnach in der Berufswahl, der Berufsentwicklung, der Karriereplanung und in der Bearbeitung beruflicher Probleme sowie deren Folgen.

1.1.2 Soziales Beraten

Soziales Beraten umfasst die Bearbeitung sozialer und materieller Problemsituationen, die in der Lebens- und Alltagswelt von Menschen auftreten. Als grundlegende Methode der Sozialarbeit konnte sich diese Variante in Form von „Casework" (Fallarbeit) positionieren. Soziales Beraten ist ein weit gefasster Begriff, geht über Hilfestellungen in der Bewältigung psychischer Probleme hinaus und bezieht sich vorrangig auf materielle und soziale Problemsituationen der Menschen. Lebens- und Alltagswelten betreffen soziale Bezüge innerhalb der Familie, der Verwandtschaft, der Schule, im Beruf oder im Freundeskreis. Soziale Beratung setzt ihren Schwerpunkt auf Personen in benachteiligten oder marginalisierten Lebenslagen – mit dem Ziel der Bearbeitung von im Alltag gegebenen Einschränkungen und Grenzen (vgl. Sickendiek 2002, S. 17 u. 41). Nach Thiersch (1997) ist soziale Beratung ein „Aushandelungsprozess", in dem es nicht so sehr um strukturierte Vorgaben seitens des Beraters geht, sondern um eine gemeinsame Lösungsverständigung. Die Grundausrichtung dabei ist lebensweltorientiert, situationsbezogen und individuell. Beabsichtigt ist damit eine gemeinsame und gewollte Entwicklung von Lösungsmöglichkeiten, die auf Basis von Freiwilligkeit und Motivation beruht (vgl. Thiersch 1997, S. 103).

1.1.3 Psychosoziales Beraten

Psychosoziales Beraten umfasst die Bearbeitung von Problemsituationen, die durch äußere Anforderungen, wie beispielsweise gesellschaftliche Ansprüche, Normen und Werte, an den Menschen herangetragen werden. Diese Variante setzt psychische und soziale Befindlichkeiten von Menschen in Verbindung mit individuellen sozialen Lebens- und Umweltbedingungen. Das Augenmerk richtet sich dabei auf Wechselwirkungen zwischen Personen und ihrer Umwelt. Bedeutsam sind Widersprüche bzw. Unvereinbarkeiten durch gesellschaftliche Anforderungen sowie subjektive Bedürfnisse und Interessen der Betroffenen (z.B. Belastungen von Frauen und Männern, die die Pflege von alten, kranken Angehörigen übernehmen; Belastungen durch die Übernahme von Doppel- und Dreifachrollen – Beruf, Familie, Pflege).

Die psychosoziale Beratungspraxis verfolgt im Wesentlichen zwei Ansätze: die Förderung von Reflexivität gegenüber psychosozialen Widersprüchen und Handlungsfertigkeiten zur Belastungsminderung und die Förderung persönlicher Fähigkeiten und Kompetenzen (Ressourcen). Letzteres setzt beim Auffinden und Erkennen von persönlichen Ressourcen (z.B. gesichertes Selbstwertgefühl, Zuversichtlichkeit) sowie bei den Umweltressourcen (z.B. materielle Absicherung, unterstützende Angehörige) an. Der Hauptinhalt des Beratungsprozesses besteht demnach aus der Analyse der Ressourcenlage sowie der Erarbeitung der Ressourcennutzung und der Ressourcensicherung (vgl. Sickendiek 2002, S. 19–21).

1.1.4 Pädagogisches Beraten

Pädagogisches Beraten umfasst die Bearbeitung schüler-, lehrer- sowie organisationsbezogener Problemsituationen. Diese Variante lässt unterschiedliche Ansätze erkennen: Im pädagogischen Alltag treten vielfältige Problemsituationen (z.B. Lern- oder Verhaltensschwierigkeiten) auf, sodass Beratungsanlässe „integrale Bestandteile" des täglichen pädagogischen Auftrages von Lehrern und Erziehern sind. Bei der Beratung als „herausgehobenem Moment im Erziehungsprozess" handelt es sich nicht um eine Form des „Belehrens", sondern um eine dialogische, offene Kommunikation zwischen Lehrer und Schüler. Beratung in Verknüpfung mit dem Bildungsbegriff sieht Bildung als Befähigung, mit den im Beratungsgespräch vermittelten Informationen, Orientierungen und Haltungen souverän umgehen zu können. Die Bedeutung der Beratung wird demnach darin gesehen, dass sie eine „kritische Aufklärung" darstellen soll – Aufklärung im Sinne der „gemeinsamen Erforschung von Problemen" (vgl. Sickendiek 2002, S. 19).

Zu den heutigen Aufgabenfeldern pädagogischer Beratung führt Mutzeck (2002) noch weitere Bereiche an: Schullaufbahnberatung (z.B. Beratung bei der Wahl von Fächern, Kursen, Klassen, Praktika), (Förder-)Beratung bei Verhaltens-, Erlebens- und Lernschwierigkeiten, Unterrichtsberatung in Form der Beratung bei methodisch-didaktischen Fragen des Unterrichtes, Organisationsberatung in Form der Beratung zum organisatorischen Ablauf und zur Entwicklung der Schule als Organisationssystem. Zusätzlich dazu ist die intensive Zusammenarbeit mit außerschulischen Beratungsdiensten verknüpft (z.B. Berufsberatung, Suchtberatung). Sonderpädagogische Beratung bezieht sich auf dieselben Aufgabenfelder, jedoch auf Fragestellungen der Integration, Prävention und Rehabilitation (vgl. Mutzeck 2002, S. 17–18).

1.2 Beratungstheorien

Gegenwärtig kann nicht von einer explizit existierenden Beratungstheorie ausgegangen werden, die einen vollständigen theoretischen Rahmen vorlegen oder die Beratungspraxis in ausreichendem Maße bestimmen könnte. Die Vielzahl theoretischer Konzeptionen ist aus den theoretischen und praktischen Entwicklungen sozial- und humanwissenschaftlicher Disziplinen, wie beispielsweise Psychologie, Sozialpädagogik/Sozialarbeit und

Pädagogik, ableitbar. Beratung folgt demnach je nach Disziplinen „therapienahen" (Psychologie), „alltagsorientierten" (Sozialarbeit) oder „(aus)-bildungsorientierten" Handlungsfeldern (Pädagogik) (vgl. Sickendiek 2002, S. 55).

Rechtien (1998) hebt in diesem Zusammenhang die notwendige Verschränkung subjektiver und intersubjektiver Beratungstheorien hervor und verweist auf die Frage der Bedeutung einer Beratungstheorie für die Beratungspraxis. Primär stellt sich die Frage, ob es eine intersubjektive, wissenschaftlich fundierte Beratungstheorie ist, die Berater in ihrer Beratungspraxis einsetzen, oder ob diese sich an subjektiven, persönlichen Theorien orientieren. Nachdem die Bedeutung subjektiver Theorien darin liegt, eine rasche Orientierung und Verhaltensentscheidung zu ermöglichen, erfordern intersubjektive, wissenschaftliche Theorien Ansprüche wie systematische und nachprüfbare Wirklichkeitsbeschreibungen, Zukünftiges unter Angabe von Entstehungsbedingungen vorauszusagen sowie Zusammenhänge und Gesetzmäßigkeiten zu erfassen, die jenseits alltäglicher Erfahrungen liegen. Rechtien positioniert subjektive, persönliche Theorien als verbindendes Element zwischen intersubjektiver, wissenschaftlicher Beratungstheorie und alltäglicher Beratungspraxis und hebt damit ihre Bedeutung hervor. Aus seiner Sicht ermöglichen subjektive Theorien zum einen die Transformation wissenschaftlicher Theoriebestandteile in die Beratungspraxis, zum anderen können sie die transformierten Inhalte und deren Resultate erneut der Kontrolle durch intersubjektive Theorien zuführen. Intersubjektive Theorien bieten unterschiedliche Interventionsmöglichkeiten an, jedoch nicht eine Gewichtung dieser Möglichkeiten für die aktuelle Problemsituation in der Beratung. Diese wird mithilfe subjektiver Theorien getroffen (vgl. Rechtien 1998, S. 23–29).

Zusammenfassend ist feststellbar, dass zum einen weder eine genuine Beratungswissenschaft existiert, die Beratung unabhängig von disziplinspezifischen Handlungsfeldern beschreibt, zum anderen auch keine so genannte „Allgemeine Beratung" als Grundlage der Beratungspraxis besteht (vgl. Engel 1997, S. 183).

In der vorliegenden Publikation werden, ausgehend von der Auffassung, dass unterschiedliche theoretische Beratungskonzeptionen unterschiedliche Perspektiven im Umgang mit Problemsituationen verfolgen, vor allem „therapienahe Konzepte" dargestellt, welche ihren Ursprung in der Psychotherapie bzw. Psychologie haben. Die Auswahl „(psycho)therapienaher" Beratungskonzepte ist dahin gehend zu begründen, da einzelne Aspekte der darin vertretenen beratungstheoretischen Positionen als Grundlage für die Konstruktion eines pflegerelevanten Beratungsbegriffes herangezogen werden.

Damit ein Vergleich unterschiedlicher therapienaher Beratungskonzeptionen möglich wird, können in Anlehnung an Rechtien (1998) explizite Annahmen und Aussagen in Kurzform zu folgenden Kriterien vorgestellt werden: Menschenbild, Persönlichkeits- und Entwicklungstheorie, Störungsbegriff, Interventionstheorie und Praxeologie (s. Abb. 1). Nicht alle Kriterien sind gleichermaßen expliziert, am wenigsten das des Menschenbildes. Der Abstraktionsgrad nimmt ausgehend von der Ebene des Menschenbildes in der erwähnten Reihenfolge ab (vgl. Rechtien 1998, S. 33–35).

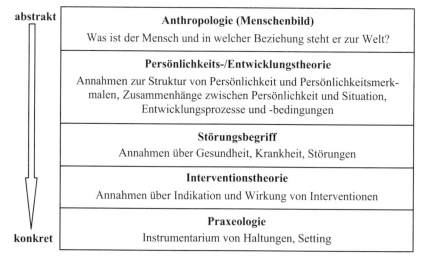

Abb. 1: Vergleichskriterien therapienaher Beratungskonzeptionen nach Rechtien (1998)

1.2.1 Beratung auf Grundlage klientenzentrierter Gesprächsführung

Beratung auf Grundlage klientenzentrierter Gesprächsführung berücksichtigt primär gefühlsmäßige Anteile einer Problemsituation, wobei positive Wertschätzung, Echtheit sowie empathisches Verstehen zentrale Wirkkräfte sind.

Der klientenzentrierte Ansatz ist über die Psychotherapie hinaus in vielen Lebens- und Arbeitsbereichen (z.B. Pflege, Sozialarbeit) auffindbar und stellt im Rahmen der Psychotherapie die weltweit verbreitetste Form dar. Dessen Akzeptanz zeichnet sich dadurch aus, dass sie der persönlichkeitstheoretischen Ebene und der unmittelbaren beraterischen Beziehung zwischen Klient und Berater große Bedeutung beimisst. Dem Klienten wird die Fähigkeit zugetraut, sein Leben bei entsprechender Begleitung aus eigener Kraft zu meistern (vgl. Schmid 1999, S. 168; Rechtien 1998, S. 36).

Die Entwicklung klientenzentrierter Gesprächsführung geht zurück auf Carl Ransom Rogers (1902–1987), den profiliertesten Vertreter der humanistischen Psychologie, die sich als „dritte Instanz" neben der Psychoanalyse und dem Behaviorismus positionierte. Diese Form der Gesprächsführung entstand zwischen 1938 und 1950 in den USA. Rogers' Auffassung, dass die Schwierigkeiten eines Klienten mit der Lösung eines Problems nicht zu beseitigen sind, führte zu einer Form der Gesprächsführung, die primär die gefühlsmäßigen Anteile des Problems berücksichtigt und kognitive Anteile erst sekundär miteinbezieht. Das Ziel ist demnach das Erkennen der mit dem Problem verbundenen Gefühle und die Beseitigung der dadurch entstandenen Blockierungen. Im deutschen Sprachraum wurde das klientenzentrierte Vorgehen mit den Namen Reinhard und Annemarie Tausch verbunden. Reinhard Tausch benannte die Methode als „Gesprächspsychotherapie" und legte damit einen Schwerpunkt auf die verbalen Verhaltensaspekte des Vorgehens (vgl. Rechtien 1998, S. 36–38).

1.2.1.1 Menschenbild

Klienten- bzw. personenzentrierte Ansätze explizieren ihr Menschenbild dahin gehend, dass die wissenschaftliche und praktische Frage nach der „Person" im Zentrum steht. Den Menschen als „Person" kennzeichnen zwei Aspekte:

- Der **individualistische Personenbegriff** mit der Frage „Wer ist jemand an sich?" verbindet mit der „Person" Selbstständigkeit, Einzigartigkeit, Freiheit, Würde, Selbstbestimmung und Verantwortlichkeit.
- Der **relationale Personenbegriff** mit der Frage „Wer ist jemand nach außen und in der Beziehung mit anderen?" dagegen verbindet mit der „Person", wie diese sich von der Beziehung her versteht, von ihrer

Angewiesenheit auf andere und ihrer Verantwortung in der Gemeinschaft.

Im klienten- bzw. personenzentrierten Ansatz schlagen sich beide Perso-
nenbegriffe in ihrer dialektischen Spannung von Selbstständigkeit und
Beziehungsangewiesenheit nieder, was bedeutet, dass der Mensch die Fä-
higkeit und Tendenz zur Weiterentwicklung in sich trägt, dazu aber einer
Beziehung bedarf, um diese Entwicklung tatsächlich zu ermöglichen (vgl.
Schmid 1999, S. 179–183).

1.2.1.2 Persönlichkeitstheorie

Rogers legte weniger Wert auf das Unbewusste, sondern stellte die bewusste Welt des Individuums, die genügend Informationsgehalt für das
Verstehen des Verhaltens bietet, in das Zentrum. Wie vorangehend bereits angeführt, ist sein zentraler Ansatz dynamisch, nämlich auf Entwicklung und Veränderung ausgerichtet. In der Beschreibung der Persönlich-
keitsstruktur finden sich jedoch zwei statische Aspekte:

- Der erste ist der **Organismus**, der als „Ort aller Erfahrungen und allen Erlebens den inneren Kern der menschlichen Persönlichkeit" darstellt. Mit „Erleben" und „Erfahren" meint Rogers physiologisch bedingte Gefühle (z. B. Hunger), zwischenmenschliche Gegebenheiten
und bewusste Gedächtnisinhalte früherer Ereignisse. Nicht bewusst-
seinsfähige Vorgänge (sonstige physiologische Prozesse) gehören
zum „Körper", welcher vom Organismus unterschieden wird. Der
Körper als materielle Existenz ist zwar Voraussetzung, aber seinem
Verständnis nach nicht Teil der Persönlichkeit.

- Der zweite ist das **Selbst**, unter dem Rogers das Bild, das eine Person
von sich selbst hat, versteht und das aus den Erfahrungen eines Menschen mit sich selbst entsteht.

Der dynamische Aspekt der Persönlichkeitstheorie betrifft die Kräfte,
Motive und Bedürfnisse, die dem Verhalten zugrunde liegen. Rogers geht
in diesem Zusammenhang von einer einzigen Tendenz, nämlich der
„Tendenz zur Aktualisierung" aus. Jeder Mensch, egal, auf welcher Ent-
wicklungsstufe er steht, verfügt über Kräfte, sich selbst zu verwirklichen
und die ihm innewohnenden Möglichkeiten konstruktiv umzusetzen. Der
Mensch hat in seinem Verständnis eine angeborene Tendenz zur vollständigen Selbstentfaltung. Jenen Teil, der sich auf die Entfaltung des Selbst
bezieht, nennt Rogers „Selbstaktualisierung". Besonders wichtig sind dabei das Bedürfnis nach Anerkennung – wobei der Mensch auf den Kon-

takt zu anderen angewiesen ist, um diese zu erfahren – sowie das Bedürfnis nach Selbstachtung, das auf der Achtung anderer basiert. Die Selbstwahrnehmung und Erfahrungen mit der Umwelt stimmen normalerweise überein, und das Individuum kann ein Wertesystem entwickeln, in dessen Zentrum die Wertschätzung der eigenen Person steht (vgl. Rechtien 1998, S. 41–43; Schmid 1999, S. 183–185).

1.2.1.3 Entwicklungstheorie

Die Entwicklung der Persönlichkeit erfolgt durch Erfahrungen des Organismus im Laufe der biologischen Entwicklung. Diese Erfahrungen bilden die Grundlage für die Entwicklung des Selbst, wobei den Bezugspersonen (z.B. Eltern) eine zentrale Rolle zukommt. Demnach hängt die Entwicklung eines differenzierten und positiv bewerteten Selbst von der positiven Zuwendung aus dem sozialen Umfeld ab. Folgende Umfeldbedingungen sind wichtig: Akzeptiertheit, Wärme und Zuneigung, Achtung vor den Rechten und der Meinung innerhalb definierter Grenzen sowie Vorhandensein eines respektierten und selbstbestimmten Handlungsspielraumes (vgl. Rechtien 1998, S. 43; Schmid 1999, S. 191–199).

1.2.1.4 Störungsbegriff

Störungen auf verschiedensten Ebenen (physisch, psychisch und geistig) entstehen, wenn Selbst und Selbstkonzept nicht mit den Erfahrungen übereinstimmen und zu einer Bedrohung für das Selbst werden (vgl. Schmid 1999, S. 200). Rogers beschreibt in diesem Zusammenhang defensive Verhaltensweisen, die den von Freud beschriebenen Abwehrmechanismen (z.B. Rationalisierung) ähneln. Psychische Störungen sind Inkongruenzen zwischen Selbst und Erfahrung (vgl. Rechtien 1998, S. 44).

1.2.1.5 Interventionstheorie

Intervention und therapeutische Beziehung, die den zentralen Wirkfaktor darstellt, sind untrennbar miteinander verbunden. Ausgehend von den grundlegenden Bedürfnissen des Menschen nach Anerkennung und Selbstachtung sind drei Verhaltensweisen auf der Seite des Beraters von Bedeutung: positive Wertschätzung, Echtheit/Selbstkongruenz und empathisches Verstehen.

Die Umsetzung dieser drei Verhaltensweisen bewirkt, dass sich der Klient verstärkt und zunehmend angstfrei mit seinem Erleben auseinander setzt und ein Prozess der Selbstexploration ermöglicht wird. Dieser Prozess beinhaltet sowohl kognitive als auch emotionale Veränderungen. Während kognitive Veränderungen beispielsweise durch die Herstellung von neuen Zusammenhängen oder die Analyse bzw. Neubewertung von Erfahrungen möglich sind, entwickeln sich emotionale Veränderungen aus der Bereitschaft, bisher verdeckte Gefühle zuzulassen (Rechtien 1998, S. 44–47 u. 51).

1.2.1.6 Praxeologie

Die oben angeführten drei Verhaltensweisen sind nicht leicht umzusetzen. Selbstkongruenz und positive Wertschätzung sind Ausdruck der grundlegenden Einstellung zu sich selbst (vgl. Rechtien 1998, S. 49). Nach Weinberger (1998) handelt es sich um eine grundlegende Einstellung, Menschen in der Beratungssituation als Person zu begegnen, und um das Bemühen, in der jeweiligen Problemsituation eine positive Wertschätzung sowie Einfühlung aufzubauen. Es handelt sich nicht um eine eingeübte und beliebig anwendbare Technik, jedoch auch nicht um eine „allgemeine Charaktereigenschaft". Die Realisation von Rogers Grundhaltung ist in jeder Beratungsbeziehung ein sich neu entwickelnder Prozess und wird durch Rahmenbedingungen (z.B. Zeit, Auftrag, persönliches Anliegen), Klienten (z.B. lebensgeschichtlicher Hintergrund, momentane Situation) und Berater (Arbeitsüberlastung, Lebensgeschichte) wesentlich beeinflusst (vgl. Weinberger 1998, S. 105–106).

1.2.2 Verhaltenstheoretisch fundierte und kognitive Beratung

Während verhaltenstheoretisch fundierte Beratung auf die Bearbeitung reizbedingter Verhaltensweisen abzielt, erfolgt durch kognitive Beratung die Bearbeitung unangemessener gedanklicher Grundannahmen (Schemata über sich selbst oder andere Menschen).

Nach Rechtien (1998) gibt es keine Versuche, zwischen verhaltenstheoretisch fundierter Beratung und Verhaltenstherapie zu unterscheiden. Verhaltenstheoretisch fundierte und kognitive Beratung bzw. verhaltenstherapeutische Theorien sind weder auf eine einzelne Gründerfigur zurückzuführen, noch weisen sie ein in sich geschlossenes Erklärungsmodell auf.

Ausgangspunkt der Verhaltenstherapie ist der Beginn des 20. Jahrhunderts und zunächst durch Forschungsergebnisse von Ivan P. Pawlow

(Nobelpreis im Jahr 1904) beeinflusst. Problematische Verhaltensweisen (z. B. Angst in und Flucht aus überfüllten Räumen) wurden ähnlich wie physiologische Reflexe betrachtet und als spezifische Reaktionen des Organismus auf bestimmte Reize verstanden. Forschungsgeleitete Beobachtungen erfassten die den unerwünschten Reizen vorausgehenden Bedingungen, sodass die damalige Therapie genau an diesen ansetzte.

Die auf diesen Forschungen aufbauenden Theorien sind unter dem Begriff der „klassischen Konditionierung" bekannt geworden. Klassisches Konditionieren ist ein durch Wiederholungsverstärkung gekennzeichneter Lernprozess, wobei ein und dieselbe Reaktion durch ursprünglich neutrale Reize ausgelöst werden kann. Es entsteht somit eine reizspezifische Abhängigkeit eines bestimmten Verhaltens (vgl. Schwendenwein 1998, S. 89). In der Zwischenkriegszeit wurden die Forschungsergebnisse systematisiert und „Lerntheorien" herausgearbeitet. Problematische Verhaltensweisen wurden darin als Produkt einer individuellen Lerngeschichte aufgefasst, die entsprechend lerntheoretischen Gesetzmäßigkeiten erlernt und unter therapeutischer Anleitung verlernt und gelöscht werden konnten. Autoren wie Guthrie (1935), Skinner (1938) und Hull (1937) sind zu nennen. Somit übten Lerntheorien sehr starken Einfluss auf die therapeutische Praxis aus (vgl. Parfy 1999, S. 141–142).

Nach dem Zweiten Weltkrieg folgten weitere Entwicklungsschritte. Wolpe (1958) erweiterte mit der Technik der „systematischen Desensibilisierung" (z.B. bei Angstzuständen), welche in Kombination mit der antrainierbaren „progressiven Muskelentspannung nach Jacobson" durchgeführt wurde, die damaligen Behandlungsmöglichkeiten. In den USA betrieb Skinner (1953) Forschungsprogramme, wobei die daraus hervorgegangenen Theorien der „operanten Konditionierung" einen sehr starken Einfluss nahmen. Darin wurden die dem problematisierten Verhalten nachfolgenden Bedingungen einer therapeutischen Veränderung unterzogen (vgl. Rechtien 1998, S. 120–121; Parfy 1999, S. 142). Operantes Konditionieren besteht dann, wenn dem Auftreten einer bestimmten Verhaltensweise eine positive Sanktion folgt. Die Auftretenswahrscheinlichkeit genau dieses Verhaltens wächst dadurch (vgl. Schwendenwein 1998, S. 94–95).

Ein wichtiger Entwicklungsschritt wurde ab den Sechzigerjahren vollzogen, indem nicht einzelne Verhaltensweisen, sondern das komplexe Verhalten betrachtet wurde. Diese Entwicklung führte zu einem Paradigmenwechsel („kognitive Wende") und bedeutete eine Neuinterpretation der Lerntheorien. Im Konzept des „Modelllernens" (Bandura 1962) fanden die jedem Lernvorgang zugrunde liegenden kognitiven Prozesse und das emotionale Erleben Berücksichtigung. Modelllernen liegt dann vor, wenn eine Person ein für sie neues Verhalten bei einer anderen für sie interessanten Person (Modell) wahrnimmt bzw. beobachtet, dieses kognitiv verarbeitet und speichert. Das neue Verhalten wird entsprechend der erwartbaren Sanktion prompt oder gehemmt praktiziert bzw. unterlassen (vgl. Schwendenwein 1998, S. 130). In Bezug auf die Verhaltenstherapie bedeutet dies, dass es nicht die äußere Situation ist, die beispielsweise Angst verursacht, sondern das innere Bild (kognitive Repräsentation) einer Situation. Die genannten Entwicklungen wurden unter dem Begriff „kognitive Verhaltenstherapie" zusammengefasst (vgl. Rechtien 1998, S. 122; Parfy 1999, S. 144–145).

In weiterer Folge wurden Konzepte aufgenommen, die nicht aus der Verhaltenstherapie selbst stammen und unter der Bezeichnung „kognitive Therapien" subsumiert werden. Sie gehen davon aus, dass Kognitionen, verstanden als „gedanklich-verbale oder bildhafte Ereignisse", jegliche Form menschlichen Verhaltens steuern. Diese Gedanken sind Ausdruck von Grundannahmen (Annahmen über sich selbst oder andere Menschen bzw. Umwelten) bzw. kognitive Schemata (vgl. Schuch 2003/2004, S. 4–5).

1.2.2.1 Menschenbild

Eine explizite Ausformulierung liegt nicht vor. Anthropologische Annahmen sind in der Persönlichkeits- und Entwicklungstheorie erkennbar.

1.2.2.2 Persönlichkeits- und Entwicklungstheorie

Beratungsansätze, die auf den klassischen Lerntheorien aufbauen, verzichten auf eine eigenständige Persönlichkeits- und Entwicklungstheorie und sehen diese mit der jeweiligen Lerntheorie identisch. Die Frage nach der menschlichen Persönlichkeit stellt sich nicht, da die strukturelle Schlüsseleinheit aus Reiz, Reaktion und deren Konsequenzen besteht. Die Strukturbegriffe der Persönlichkeit haben keine Bedeutung. Entsprechend bedeutsamer dagegen sind die ablaufenden Konditionierungsprozesse (z.B. klassisches Konditionieren, operantes Konditionieren). Die „kognitive Verhaltenstherapie" bzw. Beratung berücksichtigt innere Vorgänge bei Verhalten und Verhaltenssteuerung.

Zu den wesentlichen Schlüsselkonzepten zählt das „Modell der Informationsverarbeitung". Demnach nimmt der Mensch Informationen auf und setzt sie in komplexe Kodes um. Die Reaktionen beziehen sich nicht auf reale Reize, sondern auf die innere Kodierung. Zwischen Situationswahrnehmung und Verhalten treten Prozesse wie Reizselektion, Reizumformung und Reizverzerrung. Die wichtigsten Teilprozesse der Informationsverarbeitung sind:

- Aufmerksamkeit als aktive Funktion des Wahrnehmungsapparates, Kodierung (d.h. die Umsetzung des Wahrgenommenen in Sprache bzw. Symbole),
- Behalten (d.h. die Speicherung der wahrgenommenen und kodierten Inhalte im Langzeitgedächtnis) und
- Reproduktion (d.h. die Rückführung von Inhalten des Langzeitgedächtnisses in das Bewusstsein).

Die Speichereinheiten des Gedächtnisses werden als Ultrakurz-, Kurz- und Langzeitgedächtnis bezeichnet. Die über die Sinnesorgane aufgenommenen Reize werden zuerst sehr kurzfristig im Ultrakurzzeitgedächtnis aufbewahrt. Nur jener Teil der Reize wird bewusst, der dann in das Kurzzeitgedächtnis übergeht. Für die Auswahl der Inhalte ist die Aufmerksamkeit verantwortlich. Im Kurzzeitgedächtnis werden Informationen codiert und zur weiteren Verarbeitung (z. B. Verhaltenssteuerung, Weitergabe an das Langzeitgedächtnis) bereitgehalten. Das Langzeitgedächtnis ist die zentrale Komponente des Gedächtnisses, wo auch Informationen gespeichert sind, die nicht bewusst sind, jedoch grundsätzlich erinnert werden können. Solche Erinnerungsprozesse gehen mit Veränderungen (Verzerrungen) der betreffenden Informationen einher. Informationen, die bei ihrer Speicherung angemessen codiert wurden, können mit größter Wahrscheinlichkeit erinnert und für die Steuerung des Verhaltens relevant werden. Das Modell der Informationsverarbeitung ist eine wesentliche Säule der kognitiven Verhaltenstherapie (vgl. Rechtien 1998, S. 123–126).

In der „kognitiven Therapie" wird davon ausgegangen, dass kognitive Schemata (Annahmen über sich selbst, andere Menschen, Umwelt) stabile, bewusste oder unbewusste Annahmen sind, die die Informationsverarbeitung und das Verhalten steuern (vgl. Schuch 2003/2004, S. 10).

1.2.2.3 Störungsbegriff

Störungsrelevant sind jene Grundannahmen bzw. Schemata, die das Selbstbild eines Menschen und seine Beziehung zur Umwelt beeinträchtigen. Dysfunktionalitäten in den Kognitionsprozessen stehen im Zusammenhang mit der Entwicklung psychischer Störungen (vgl. Schuch 2003/2004, S. 10).

1.2.2.4 Interventionstheorie

Grundsätzlich ist zwischen lerntheoretisch fundierten und kognitiv fundierten Interventionen zu unterscheiden. Das zentrale Anliegen der lerntheoretisch fundierten Interventionen ist es, das Verhalten und die Umweltbedingungen zu verändern (z.B. Gegenkonditionierung im Rahmen der systematischen Desensibilisierung, operantes Konditionieren). Kognitive Ansätze sehen ihre Aufgabe darin, unangemessene (irrationale) gedankliche Abläufe (Grundannahmen, Schemata) zu verändern bzw. umzustrukturieren (Rechtien 1998, S. 127–130).

1.2.2.5 Praxeologie

Zur Verhaltensänderung bzw. Umstrukturierung von Grundannahmen steht eine Reihe von Schwerpunktsetzungen in der Beratung zur Verfügung. Es können folgende genannt werden:

- **kognitive Verfahren**, die auf eine Veränderung mentaler Verarbeitungsmuster (Schemata) abzielen;
- **Konfrontationsverfahren**, die eine Neupositionierung des Individuums in Bezug auf emotionale Erfahrungen anstreben;
- **Entspannungstechniken**, die die physiologischen Bedingungen des Körpers therapeutisch nutzen;
- **operante Verfahren**, die ihren Einfluss durch Gestaltung der Umweltbedingungen (Verstärkung) gewinnen;
- **euthyme Verfahren**, die die Förderung von Wohlbefinden des gesamten Menschen betreffen und einen Ausgleich zwischen umweltbedingten Anforderungen und individuellen Bedürfnissen zu erzielen versuchen.

Trotz unterschiedlicher Entstehungstraditionen werden heute meist alle Verfahren in ergänzender Kombination verwendet (vgl. Parfy 1999, S. 151).

1.2.3 Psychoanalytisch fundierte Beratung

Psychoanalytisch fundierte Beratung versucht, Zugänge zu unbewussten Erlebnisinhalten herzustellen, die aus dem Bereich des bewusst Wahrnehmbaren gedrängt wurden.

Diese Form der Beratung wurde in Deutschland erstmals in den Siebzigerjahren entwickelt und stellt heute noch eine Ausnahme dar. Da diese

Beratung von der konflikttheoretischen Auffassung der Psychoanalyse ausgeht, ist eine explizite Abgrenzung zwischen psychoanalytischer Therapie und psychoanalytischer Beratung schwierig. Der Beratungsansatz verzichtet auf einzelne psychotherapeutische Techniken, die Unterscheidung zur psychoanalytischen Therapie liegt jedoch nicht im qualitativen, sondern im quantitativen Einsatz (vgl. Rechtien 1998, S. 77).

Sigmund Freud, der in Wien im Jahre 1882 als Neurologe seine berufliche Laufbahn begann, vollzog unter dem Einfluss der Arbeit seines Pariser Mentors, des Arztes **Jean Martin Charcot**, den entscheidenden Schritt von der Neurologie zur Psychologie. Nach dem Pariser Stipendium beschäftigte Freud die Frage, wie man Menschen mit psychopathologischen Zuständen ohne organmedizinisch fundierte Methoden verstehen und behandeln kann. Er begann, die Symptome seiner Patienten (meist Frauen) durch hypnotische Suggestion zu beeinflussen. Viele der therapeutischen Hoffnungen blieben unerfüllt, da nach Beendigung der Behandlung die Symptome wieder auftraten (vgl. Datler/Stephenson 1999, S. 76–81). Der Behandlungserfolg wurde im Wesentlichen durch die Beziehung zwischen Patienten und Arzt getragen. In Anlehnung an die Erkenntnisse des französischen Hypnotiseurs **Hippolyte Bernheim** folgerte Freud, dass es nicht unbedingt der Hypnose bedürfe, um zu unbewussten Inhalten des Gedächtnisses vorzudringen. Er versuchte, nicht hypnotisierte Patienten zur Mitteilung von Assoziationen zu führen, um damit den Weg zum Vergessenen und zur Bedeutung von Krankheitssymptomen zu finden.

Im so genannten „freien Assoziieren", einer heute noch existenten Technik, steckt die Annahme, dass alles, was ein Patient unter bestimmten Umständen denkt und sagt, durch unbewusste Motive bestimmt wird. Die bewusste Kontrolle ist in dieser Technik zumindest tendenziell aufgehoben. Freud benutzte erstmals 1896 die Bezeichnung „Psychoanalyse" für diese Behandlung. In seiner Selbstanalyse, wo er das Augenmerk auf eigene Träume richtete, notierte er den erinnerten Trauminhalt und überließ sich dem freien Assoziieren. Die Aufgabe der Traumdeutung kommt dem Träumer selbst zu, indem dieser zu Assoziationen aufgefordert wird. Das durch die Traumarbeit gewonnene Material verweist auf bestimmte Beziehungen und Gegenstände im Traum als Symbole, deren Bedeutung Träumende selbst nicht kennen. In der Übersetzung dieser Symbole liegt nach Freud die Arbeit des Analytikers. Hinter dem manifesten Trauminhalt verbirgt sich die eigentliche Traumaussage. Aus dieser Erkenntnis heraus entwickelte er eine „topografische Theorie" (das Unbewusste,

Vorbewusste und Bewusste) der menschlichen Psyche und sah in der Traumdeutung den „Königsweg zum Unbewussten" (vgl. Rechtien 1998, S. 63–66).

1.2.3.1 Menschenbild

Eine explizite Ausformulierung zum Menschenbild liegt nicht vor. Anthropologische Annahmen sind aus der Persönlichkeits- und Entwicklungstheorie ableitbar.

1.2.3.2 Persönlichkeits- und Entwicklungstheorie

Der topografische Aspekt strukturiert die menschliche Psyche in folgende Systeme, die unterschiedliche Funktionen und Bewusstseinsqualitäten aufweisen: System des Unbewussten, System des Vorbewussten und System des Bewussten.

Im „System des Unbewussten" befinden sich jene Inhalte, die dem bewussten Erleben nicht zugänglich sind, wie die Triebe, der Quell der Bedürfnisse und Libido. Im „System des Vorbewussten" sind Inhalte, die ohne größere Probleme bewusst gemacht werden können. Im „System des Bewussten" finden sich Funktionen der Wahrnehmung, Gedanken und Entschlüsse. Erlebnisinhalte können von einem dieser Systeme in ein anderes übergehen. Beispielsweise wandert bei der Verdrängung ein Erlebnisinhalt (Gedanke, Gefühl) vom Bewussten ins Unbewusste, bei der „freien Assoziation" werden Inhalte vom Unbewussten in das Bewusste gebracht (vgl. Rechtien 1998, S. 67).

Freuds Persönlichkeitstheorie ist weiters auch in drei Instanzen (Es, Ich, Über-Ich) zu gliedern. Alle drei Instanzen weisen eine eigene Funktion und Dynamik auf. Das **Es** als ursprüngliche Instanz der Persönlichkeit umfasst Ererbtes und die Triebe sowie die vom Ich ins Unbewusste verdrängten, früher bewussten Vorstellungen und Erinnerungen. Das Es tendiert dazu, die energetischen Prozesse im Organismus im Gleichgewicht zu halten, indem es die Triebspannung durch Triebbefriedigung zu lösen versucht. Damit soll Unlust vermieden und Lust gewonnen werden.

Die Funktionen des **Ich** sind Wahrnehmung, Denken, Erinnern, Fühlen, Planen und Steuern von Handlungen. Mithilfe dieser Funktionen versucht das Ich, einen Weg zur Befriedigung der Bedürfnisse aus dem Es und den widersprüchlichen Forderungen zwischen Es und Über-Ich zu integrieren.

Das **Über-Ich** umfasst die normativen Aspekte der Person wie Gewissen, Vorschriften und Normen. Zu den Hauptaufgaben des Über-Ich zählt die Kontrolle des Ich in der Auseinandersetzung mit dem Es. Aus diesen drei Instanzen lassen sich der konfliktdynamische und triebdynamische Aspekt der Psyche ableiten. Im Ersteren muss das Ich unrealistische Triebwünsche aus dem Es frustrieren, das Über-Ich stellt dazu moralische Forderungen. Der jeweilige Ausgang des Konfliktes bestimmt, ob Erlebnisinhalte in das Bewusste kommen oder nicht. Im Zweiteren findet sich eine Auseinandersetzung zwischen Selbsterhaltungstrieb und Aggressionstrieb (vgl. Rechtien 1998, S. 67–71).

1.2.3.3 Entwicklungstheorie

Die klassische „Freud'sche Theorie" beschreibt die menschliche Entwicklung auf Basis der Triebtheorie in fünf Phasen. Sie geht davon aus, dass das Individuum festgelegte Entwicklungsphasen durchläuft, die mit einer Ausnahme (Latenzphase) durch das Körperorgan definiert sind. Es sind dies folgende Phasen: orale Phase, anale Phase, phallische Phase, Latenzphase und genitale Phase. Freud schenkt der sozialen Dimension innerhalb der Entwicklungstheorie geringe Bedeutung, was jedoch zu Kritik innerhalb der Psychoanalyse führte. Demnach wird die Entwicklung auf kindliche Phasen reduziert und der Einfluss von Erziehung, Gesellschaftsbedingungen etc. ausgeklammert (vgl. Rechtien 1998, S. 71–73).

1.2.3.4 Störungsbegriff

Innerhalb der zwei triebtheoretischen Aspekte der Psyche (konflikt- und triebdynamisch) spielen zwei Phänomene eine Rolle, nämlich Angst und Abwehrmechanismen. Sieht das Ich in bedrohlichen Situationen keine Möglichkeit, Angst durch situationsverändernde Maßnahmen zu reduzieren, greift es zu Abwehrmechanismen (z. B. Verleugnung, Projektion, Verdrängung, Regression). Abwehrmechanismen verfälschen zum einen die Realität, zum anderen wirken sie unbewusst. Die jüngere Psychoanalyse sieht Störungen nicht als das Ergebnis innerer Konflikte, sondern als Entwicklungsschäden (vgl. Rechtien 1998, S. 71).

1.2.3.5 Interventionstheorie

Zu den zentralen Konzepten zählen Deutung, Übertragung bzw. Gegenübertragung und Widerstand. Die **Deutung** galt lange als die wichtigste

Interventionsform, wo gefühlsgeladene Inhalte in Worte gefasst und in Zusammenhänge innerhalb des emotionalen Erlebens gestellt werden. Unter **Übertragung** ist die unbewusste Interpretation gegenwärtiger Erfahrungen im Licht vergangener Erlebnisse zu verstehen. Das psychoanalytische Setting zielt auf die Herstellung einer Übertragungsbeziehung. Der Klient identifiziert den Analytiker mit anderen Bezugspersonen und entwickelt ihm gegenüber jene Gefühle, die an der Entstehung von Störungen beteiligt waren. Die oft dabei gleichzeitig hervorgerufenen Emotionen, Vorstellungen und Fantasien seitens des Analytikers werden als **Gegenübertragung** bezeichnet. Die Beherrschung und Kontrolle solcher Gegenübertragungstendenzen durch den Analytiker ist der wichtigste Aspekt im psychoanalytischen Setting. Unter **Widerstand** ist ein Verhalten zu verstehen, welches als Ergebnis der Arbeit mit Deutung und Übertragung auftreten kann. Nicht immer ist es für Klienten einfach, unangenehme, peinliche bzw. tabuisierte Inhalte anzusprechen. Widerstand bedeutet, dass unangenehme, bedrohliche bzw. tabuisierte Gefühle vermieden werden (vgl. Rechtien 1998, S. 74–76).

1.2.3.6 Praxeologie

Die klassische psychoanalytische Behandlungsmethode fand im „Sessel-Couch-Setting" statt. Im Laufe der weiteren Entwicklung der Psychoanalyse fanden weitere Formen des Settings Anwendung, die einerseits die Arbeit mit einzelnen Patienten und andererseits mit Gruppen, Familien und Paaren betreffen (vgl. Datler/Stephenson 1999, S. 116).

1.2.4 Systemisch fundierte Beratung

Systemisch fundierte Beratung beschäftigt sich mit den Beschreibungen (Konstrukten) einzelner Personen zu vorliegenden problematischen Verhaltensweisen.

Sickendiek et al. (2002) nehmen keine Unterscheidung zwischen Psychotherapie und systemisch fundierter Beratung vor. Dies wird damit begründet, dass beispielsweise in der Erziehungsberatung, Familienberatung oder schulpsychologischen Einzelfallberatung unter systemisch fundierter Beratung eine „verkürzte Therapie" praktiziert wird.

Die Wurzeln systemisch fundierter Beratung finden sich in der Psychotherapie mit Kindern und Jugendlichen der Fünfzigerjahre in den USA. Während das Augenmerk in der Therapie psychischer Beeinträchtigungen (z.B. Schulphobie, Verhaltensauffälligkeiten) zunächst auf das „gestörte Individuum" gelegt wurde, veränderten Systemtheoretiker die Sichtweise dahin gehend, dass nicht das Individuum gestört oder krank ist, sondern die Beziehung zu und innerhalb der Familie (vgl. Sickendiek 2002, S. 180–183).

Systemisch fundierte Beratung bzw. Psychotherapie ist nicht auf einzelne Gründerpersönlichkeiten zurückführbar. Eine Vielzahl an Konzepten ist aus verschiedenen Traditionen heraus entstanden, wobei drei klassische Modelle erkennbar sind:

- Das **familienhistorische Modell** analysiert Familienbeziehungen über zwei bis drei Generationen – mit dem Bemühen, Familienmitglieder von pathologischen Bindungen an frühere Generationen zu befreien. Die Wurzeln dieses Modells gehen auf die Psychoanalyse zurück.

- Im **Begegnungsmodell** wird großer Wert auf das Hier und Jetzt der Behandlungssituation und der therapeutischen Beziehung gelegt. Im Fokus steht die Intensivierung positiver und authentischer Erfahrungen zwischen den Familienmitgliedern. Die Wurzeln dieses Modells liegen in der humanistischen Therapietradition.

- Im **Struktur-Prozessmodell** bleiben die Probleme einzelner Personen zunächst unberücksichtigt, stattdessen steht die Familie als kommunikatives System im Mittelpunkt. Dysfunktionale Strukturen und Prozesse der Kommunikation werden bearbeitet.

In den Achtzigerjahren kam es zur grundlegenden Neuorientierung aus folgenden Kritikpunkten heraus:

- Es konnten keinerlei spezifische Zusammenhänge zwischen Familienmustern und psychischen Störungen gefunden werden.

- Die klassische Orientierung erwies sich als zu pathologiefokussiert und berücksichtigte vorhandene familiäre Ressourcen zu wenig.

- Es existierten zu eng gefasste Vorstellungen von der Familiennormalität, die mit der heute vorfindbaren Vielfalt partnerschaftlicher Lebensformen nicht vereinbar sind.

Diese Schwierigkeiten führten zu einer epistemologischen Wende mit dem Blickwinkel auf das beobachtbare Verhalten. Die heute vorherrschende systemische Orientierung entwickelte sich aus dem Struktur-Prozessmodell und stellt Bezüge zur „Theorie der Autopoiese" und zum „radikalen Konstruktivismus" (s. Persönlichkeits- und Entwicklungstheorie) her (vgl. Ahlers et al. 1999, S. 147–250).

1.2.4.1 Menschenbild

Eine explizite Ausformulierung zum Menschenbild liegt nicht vor. Anthropologische Annahmen sind in der Persönlichkeits- und Entwicklungstheorie erkennbar.

1.2.4.2 Persönlichkeits- und Entwicklungstheorie

Die „Allgemeine Systemtheorie" fasst den Begriff System als ein strukturiertes Ganzes auf, dessen Teile nach bestimmten Regeln und Prinzipien miteinander verbunden sind. Als Systeme werden beispielsweise biologische, mechanische soziale und politische Einheiten, die aus zahlreichen Teilsystemen bestehen, verstanden. Die systemtheoretische Sichtweise Luhmanns (1990) baut darauf auf, dass soziale Systeme zu einer Verminderung von Komplexität in der menschlichen Auseinandersetzung führen. Der Mensch bedarf dieser Verminderung, um aus einer Fülle von Handlungsmöglichkeiten auswählen zu können. Luhmann geht davon aus, dass Menschen sich in der Gesellschaft orientieren, indem sie gemeinsame Sinn- und Bedeutungszuschreibungen zu Handlungen, Erfahrungen und Lebensvollzügen setzen. Der Zusammenhalt eines Systems basiert auf diesen „Aushandelungen" in den Sinn- und Bedeutungszuschreibungen. Luhmanns Vorstellungen gelten sowohl für das Individuum als auch für eine Familie, Gruppe oder Organisation. Jedes System weist Besonderheiten hinsichtlich der Bedeutungszuschreibungen auf, die außerhalb des jeweiligen Systems andere sein können. Große Bedeutung innerhalb der Systeme nehmen die Kommunikation und soziale Interaktion ein (vgl. Sickendiek 2002, S. 180–186).

Die Theorien „autopoietischer Systeme" (aus sich selbst heraus schaffende Systeme) und des „radikalen Konstruktivismus" trugen zur aktuellen systemischen Sichtweise bei. Jedes Individuum konstruiert aufgrund von Interaktionserfahrungen mit der jeweiligen Umwelt ein eigenes Bild von der Wirklichkeit. Diese Wirklichkeitskonstruktionen beeinflussen, was dieses Individuum sieht, wie es das Geschehene bewertet und welches Verhalten daraus entwickelt wird. Beide Theorien führten zu einer Abkehr von der Beseitigung störender Symptome und hin zu einem Verstehen der Zusammenhänge unter Einbeziehung der intrapsychischen Prozesse der Familienmitglieder. Damit wurde die Aufmerksamkeit auf die innere Welt der Klienten gelegt, die als Konstrukteure der sozialen Realität bezeichnet wurden (vgl. Ahlers 1999, S. 250–252).

1.2.4.3 Störungsbegriff

Nach der traditionellen Betrachtungsweise galt das Individuum als Symptomträger für die Störung in einer Familie. Individuumsbezogene Diagnosen wurden demnach auf die Familie übertragen (z.B. psychosomatische Familie, Anorexie-Familie, Alkoholiker-Familie), womit auf die Störung eines gesamten Systems hingewiesen wurde. Diese Sichtweise gilt heute als überholt. Das heutige Systemverständnis meint nicht Personen, sondern Kommunikationen zu einem bestimmten Thema. Systemische Beratung beschäftigt sich daher nicht mit problematischen Verhaltensweisen allein, sondern mit den Kommunikationen über diese Verhaltensweisen. Es geht hier um die Beschreibungen (Konstrukte) einzelner Personen zum genannten Problem. Nicht das Problem ist das Problem, sondern die Beschreibungen (vgl. Ahlers et al. 1999, S. 253–258).

1.2.4.4 Interventionstheorie

Das systemische Verständnis geht von folgenden Annahmen aus:

- Wirklichkeit ist subjektiv.
- Ein soziales System besteht aus Kommunikationen zu einem Thema.
- Das Ziel der Intervention ist die Auflösung des Problemsystems durch einen neuen Diskurs.

Das bedeutet, die Interpretationen des Verhaltens und der Situation sind so zu verändern, dass sich eine Lösung entwickelt. Als Problem wird eine negativ bewertete Situation definiert, die vom Klienten als veränderungsbedürftig gesehen wird (vgl. Ahlers et al. 1999, S. 266–267). Die Suche und Herbeiführung einer Lösung liegt in der Kompetenz des Klienten, da dieser am besten beurteilen kann, welche Konstrukte für sein Leben nützlich sind. Das Expertentum des Beraters besteht darin, Konstruiertes auch umzustrukturieren (vgl. Bamberger 2001, S. 9).

1.2.4.5 Praxeologie

Im Rahmen der systemischen Beratung werden große Anforderungen gestellt, zum einen an die „Technik des Fragens", zum anderen an das „Herstellen neuer Konstrukte". Hierbei geht es darum, das Verhalten in einen anderen Kontext zu bringen, sodass dieses einen anderen Sinn bekommt (vgl. Ahlers et al. 1999, S. 270 u. 275).

1.2.5 Beratung versus Therapie

Ausgehend von der Darstellung therapienaher Beratungskonzepte stellt sich die Frage nach der grundsätzlichen Trennlinie zwischen Beratung und Therapie. Dazu werden im Folgenden zwei Sichtweisen beschrieben.

Im Verständnis von Redlich (1997) übernimmt Beratung die Funktion einer Brücke zwischen Problemsystem (z.B. Individuum, Gruppe von Individuen, von Individuen gestaltete Organisation) und Hilfssystemen (z.B. eigene Ressourcen, finanzielle Mittel). Beratung verständigt sich sowohl mit dem Problemsystem als auch mit dem Hilfssystem, begleitet beide Systeme, bereitet beide aufeinander vor und stimmt sie aufeinander ab. Beide Systeme werden in Abb. 2 verdeutlicht.

Die zwischenmenschliche Verständigung im Rahmen der Beratung bewegt sich auf vier Themenfeldern:

(1) **Sich über Sachverhalte informieren.** Es erfolgt eine gegenseitige Information über sachliche Gegebenheiten (z.B. Diätrichtlinien bei Diabetes mellitus). Die Kommunikationsform ist ein sich gegenseitiges Informieren. Das Qualitätskriterium ist das Wissen über einen Sachverhalt.

(2) **Gemeinsam Maßnahmen planen.** Beratung hat Maßnahmen zum Ziel und nicht nur Konversation. Hier geht es um die systematische Planung von problemlösenden Handlungen. Die Kommunikationsform ist das gemeinsame Planen. Das Qualitätskriterium ist die Effizienz.

(3) **Inneres Erleben zum Ausdruck bringen.** Hier geht es um Gefühle. Die Kommunikationsform ist beispielsweise „aktives Zuhören" oder „einfühlendes Verstehen". Das Qualitätskriterium ist die Authentizität.

(4) **Beziehungsregeln aushandeln.** Hierbei handelt es sich um die Gestaltung der Beziehung zueinander. In der Kommunikation spielt der Beziehungsaspekt eine Rolle. Das Qualitätskriterium ist die Akzeptanz.

Beratung als professionelle Verständigung bezieht sich auf alle vier Themenfelder gleichermaßen und unterscheidet sich dadurch von Therapie. Beratung ist breit angelegt, um die Brücke zwischen Problemsystem und Hilfssystemen zu bilden.

Wo Beratung nicht mehr zielführend ist, muss die vertiefende spezialisierte therapeutische Hilfe vermitteln. Durch Spezialisierung in den therapeutischen Themenfeldern ist es Therapeuten erlaubt, tiefer gehende Explorationen zu erzielen. Verhaltenstherapie befasst sich überwiegend mit der Planung effizienter Maßnahmen zur Verhaltensänderung und deren Durchführung. Humanistische Therapieformen (z.B. personenzentrierte Psychotherapie) befassen sich vorrangig mit dem authentischen Ausdruck des inneren Erlebens. Die systemische Therapie hilft beim Aushandeln akzeptabler menschlicher Beziehungsformen. Klinisch diagnostische Therapieformen informieren über messbare Sachverhalte (vgl. Redlich 1997, S.151–159).

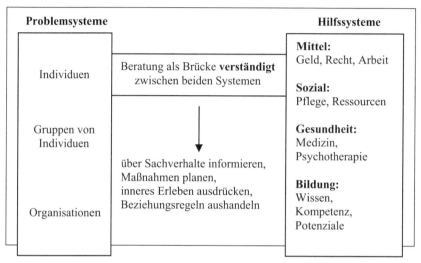

Abb. 2: Funktion von Beratung (vgl. Redlich 1997, S. 153)

Mutzeck (2002) führt zur Unterscheidung von Beratung und Therapie folgende Kriterien an: Beratung nimmt meist einen kürzeren Zeitraum als Therapie ein, setzt in der Regel an aktuellen Problemen an und beinhaltet auch vorbeugende Zielsetzungen. Eine Therapie hingegen setzt meist bei schweren Störungen an, umfasst eine tiefer gehende Arbeit sowie eine Selbstexploration des Betroffenen (vgl. Mutzeck 2002, S. 15).

1.3 Beratung in der Pflege

1.3.1 Zur Konstruktion eines pflegerelevanten Beratungsbegriffes

Im Zusammenhang mit Gesundheitsproblemen, insbesondere im Bereich der Pflege, ist die Orientierung, Auswahl und Planung von Handlungsschritten seitens des Patienten oft nicht mehr selbstständig möglich, sodass eine Unterstützung und Ergänzung durch Beratung erfolgen muss. Hierbei handelt es sich um eine verbindliche, systematische und professionelle pflegerelevante Beratung von Patienten zur Bewältigung von Problemsituationen oder zur Verhinderung potenzieller Problemsituationen. Diese betreffen nicht nur den somatischen, sondern auch den psychischen und den sozialen Bereich. Begünstigend für die Effizienz von Beratung in der Pflege ist, dass Pflegepersonen Patienten in hoher Dichte und Dauer begegnen. Vorteile sind nicht nur im Aufbau der zwischenmenschlichen Beziehung, sondern auch in den Kenntnissen der allgemeinen Lebenssituation und der Selbstpflegekompetenzen der Patienten zu orten.

Die Autorin fasst Beratung, insbesondere Gesundheitsberatung in der Pflege nicht als integralen Bestandteil einzelner Pflegehandlungen, sondern als „herausgehobene" eigenständige, von einem konkreten Beratungsbedarf ausgehende, patientenbezogene Aufgabe auf. Beratung, insbesondere Gesundheitsberatung in der Pflege ist demnach eine professionelle Leistung von Pflegepersonen, die in einem gemeinsamen Arbeitsbündnis mit dem Patienten erbracht wird. Die nachfolgende Darstellung verdeutlicht die Beratungsgrundsätze (s. Merkkasten) für die Konstruktion eines Beratungsbegriffes in der Pflege. Nicht alle Grundsätze sind explizite Ziele jedes einzelnen Beratungsprozesses, sondern werden je nach individueller Problemsituation des Patienten als zusätzliche Perspektive in die Beratung eingebettet. Die Beratungsgrundsätze werden im weiteren Verlauf dieser Publikation von ihren wissenschaftstheoretischen Bezügen her dargestellt.

Beratungsgrundsätze in der Pflege

1. **Ressourcenorientierung.** Diese geht davon aus, dass Patienten auch bei Existenz größtmöglicher Selbstpflegedefizite über Ressourcenpotenziale verfügen.
2. **Lösungsorientierung.** Hauptaugenmerk wird auf eine gemeinsame Lösungsfindung gelegt. Im Fokus der Beratungsarbeit steht die „Lösungskonstruktion" gegenüber einer „Problemrekonstruktion".
3. **Präventionsorientierung.** Hierbei werden potenzielle pathogene (krank machende bzw. ein Pflegeproblem verursachende) Faktoren präventiv beeinflusst.
4. **Gesundheitsförderungsorientierung.** Hier werden individuelle salutogene (gesund erhaltende) Faktoren bestärkt.

5. **Interaktionsorientierung.** Bedeutsam ist die Wirkkraft der durch Empathie, Akzeptanz und Wertschätzung getragenen zwischenmenschlichen Beziehung.

1.3.1.1 Definition

Beratung, insbesondere Gesundheitsberatung in der Pflege ist ein Prozess, bei dem in Zusammenarbeit mit einzelnen Patienten oder Patientengruppen Lösungen zu existierenden oder potenziellen Problemsituationen, die den Gesundheitszustand der Patienten betreffen, erarbeitet werden. Es werden zwei Sichtweisen integriert: Beratung, die sich auf Reaktionen von Krankheiten bezieht („pathogenetisch orientiert"), und (Gesundheits-)Beratung, die sich auf Bedingungen zur Erhaltung bzw. Gestaltung von Gesundheit ausrichtet („salutogenetisch orientiert").

Kommentar

Beratung, insbesondere die der Gesundheitsberatung in der Pflege, integriert Ansätze klientenzentrierter bzw. personenzentrierter Gesprächsführung sowie systemisch fundierter Beratung. Analog zu klientenzentrierter Gesprächsführung wird die zwischenmenschliche Beziehung durch die Wirkfaktoren Empathie, Akzeptanz und Wertschätzung bestimmt. Analog zu systemisch fundierter Beratung ist die grundsätzliche Ausrichtung des Beratungsprozesses ressourcen- und lösungsorientiert.

1.3.1.2 Beteiligte Personen

Die an der Beratung, insbesondere Gesundheitsberatung in der Pflege beteiligten Personen sind normalerweise in drei Beratungskonfigurationen zusammenzufassen:

- **Konfiguration „Pflegeperson – Patient".** Die Pflegeperson in der Funktion als Berater lenkt den Beratungsprozess in Richtung gemeinsam erarbeiteter Problemlösung. Der Patient in der Funktion als Beratener arbeitet in direkter Zusammenarbeit mit der Pflegeperson an der Problemlösung.
- **Konfiguration „Pflegeperson – Patient – Angehöriger".** Auch hier lenkt die Pflegeperson in der Funktion als Berater den Beratungsprozess in Richtung Problemlösung. Der Patient und der Angehörige arbeiten in direkter Zusammenarbeit mit der Pflegeperson an der Problemlösung.

- **Konfiguration „Pflegeperson – Angehöriger".** Hierbei übernimmt der Angehörige weitestgehend Problemlösungsaufgaben für den Patienten.

1.3.2 Consulting/Counseling und Beratungsbereiche

Die beiden englischen Begriffe „Consulting" bzw. „Counseling" werden im Deutschen als „Beratung" gleichbedeutend verwendet. Beratung im Sinne von **Counseling** erfolgt, wenn die Pflegeperson einer Person (z.B. Patient) oder einer Gruppe von Personen (z.B. Patientengruppe) direkt Ratschläge erteilt bzw. Lösungen entwickelt werden. Gegenstand von Counseling sind persönliche Problemsituationen des Patienten. Beratung im Sinne von **Consulting** erfolgt, wenn von der Pflegeperson einer weiteren Pflegeperson Ratschläge zur Lösung eines Problems (Pflegemethoden bei Aids-Patienten) am Arbeitsplatz gegeben werden. Zieht die beratene Pflegeperson zwar fachlichen Nutzen daraus, ist das Ziel von Consulting jedoch auch der Patient (vgl. Norwood 2002, S. 47–48).

Hulskers und Niederer-Frei (1997) definieren konkret sieben Beratungsbereiche, die sich auf den Pflegebereich als Teilsystem einer Organisation beziehen:

(1) **Fachberatungen** haben zum Ziel, im Berufsfeld stehende Pflegepersonen in der Auseinandersetzung mit pflegerischen Themen des Alltags (z.B. Schmerz, Krise) zu unterstützen.

(2) **Lernberatungen** finden dort statt, wo Erstqualifikanten (Auszubildende) in Fragestellungen des Theorie-Praxis-Transfers Unterstützung benötigen.

(3) **Fallberatungen** stellen die Patientensituation in den Mittelpunkt, wobei das Pflegeteam den Umgang mit dieser Situation und die Reaktionen des Teams reflektiert.

(4) **Prozessberatungen** (z.B. Teamentwicklung) haben zum Ziel, die Arbeit im Sinne von Leitbildern und Qualitätsstandards weiterzuentwickeln.

(5) **Coaching** setzt sich zum Ziel, dass Führungspersonen in der Pflege in ihren Aufgaben durch neutrale, kompetente Gesprächspartner unterstützt werden (z.B. Konfliktlösung, Dienst- und Arbeitsplanung).

(6) **Lehrberatungen** umfassen Fragen zu didaktisch-methodischen Problemstellungen (z.B. praktische Unterweisungen) sowie das Leiten von

Lerngesprächen mit einer Gruppe von Lernenden zu aktuellen Themen.

(7) **Projektberatungen** haben die Aufgabe, Anregungen und Fachwissen einzubringen sowie die Realisierbarkeit von Planungsergebnissen zu prüfen (z. B. Umstrukturierung der Pflegevisite).

Die genannten Beratungsbereiche unterstützen Pflegepersonen bei der Alltagsbewältigung und im Selbstmanagement. Sie werden in vielen Organisationen von speziell ausgebildeten „Pflegeexperten" durchgeführt (vgl. Hulskers/Niederer-Frei 1997, S. 80–85).

1.3.3 Formalisierungsgrad von Beratung in der Pflege

In Anlehnung an Sieckendiek (2002) können folgende Formalisierungsgrade unterschieden werden: informelle, alltägliche Beratung, halbformelle Beratung und formelle Beratung (s. nachfolgender Merkkasten). Entsprechend den ausgewiesenen Formalisierungsgraden ist Beratung, insbesondere Gesundheitsberatung in der Pflege der halbformellen Beratung zuzuordnen. Wird die Beratungskompetenz in Beratungsstellen (z. B. Inkontinenzberatung) öffentlich ausgewiesen, ist sie der formellen Beratung zuzuordnen.

Formalisierungsgrade von Beratung (vgl. Sieckendiek 2002, S. 23)

1. **Informelle, alltägliche Beratung.** Sie findet als Unterstützungsleistung zwischen Angehörigen, Freunden, Bekannten, Arbeitskollegen in freundschaftlichem Gespräch, in kollegialem Austausch statt. Beispiel: Gespräche unter Lehrpersonen über den Umgang mit Erziehungs- und Lernproblemen.

2. **Halbformelle Beratung.** Als genuiner Anteil unterschiedlicher sozialpädagogischer, psychosozialer, medizinischer oder juristischer Tätigkeiten, wo die Betreffenden als Professionelle angesprochen sind. Beispiele: Beratung in Mietrechtsangelegenheiten aus juristischer Sicht; Beratung bei Diabetes mellitus aus pflegebezogener Sicht.

3. **Formelle Beratung.** Diese wird von professionellen Beratern mit ausgewiesener Beratungskompetenz in definierten Beratungsstellen ausgeführt. Beispiele: Frauen-, Familien-, Inkontinenz- und Ernährungsberatungsstellen.

1.3.4 Pflegerelevante Beratungskonzepte

1.3.4.1 Ressourcenorientierte Konzepte

Ressourcenorientierte Konzepte beruhen auf der grundsätzlichen Annahme, dass die gesamte Lebensführung und die Bewältigung von Problemsituationen zum einen von der Verfügbarkeit und zum anderen vom erfolgreichen Einsatz von Ressourcen abhängen. Ressourcentheoretiker identifizieren ein abgrenzbares Set an Ressourcen (s. nachfolgender Merkkasten) und versuchen somit gleichzeitig, eine Kategorisierung vorzunehmen (vgl. Nestmann 1997a, S. 23; Sickendiek 2002, S. 213).

Set menschlicher Ressourcen (nach Hobfoll/Lilly 1993)

1. **Objekte.** Sie betreffen Dinge der materiellen Umwelt, die den Bedürfnissen entsprechen (z.B. Wohnung, Kleidung, Transport-, Kommunikationsmittel).
2. **Lebens- und Umweltbedingungen.** Sie sind entweder selbst geschätzte Zustände oder werden als solche angestrebt (z.B. Status, Sicherheit, Zuwendung).
3. **Personenmerkmale.** Sie stellen die zentralen Elemente eines positiv bewerteten Selbstbildes dar (z.B. hoher Selbstwert, Bewältigungsoptimismus, Kontrollbewusstsein, soziale Kompetenzen).
4. **Energieressourcen.** Dies sind Mittel zur Erreichung angestrebter Objekte (z.B. Geld, Vertrauensvorschuss bei Mitmenschen, Wissen).

Eine Ressourcenkategorisierung erweist sich deshalb als schwierig, da Ressourcen nicht nur aus Personen- und Umweltsystemen ableitbar sind, sondern auch aus den Interaktionen zwischen beiden Systemen entstehen. Nestmann (1997) verweist zudem darauf, dass vieles eine Ressource bedeuten kann, jedoch nur unter Berücksichtigung subjektiver Wertschätzungen der betroffenen Individuen definierbar ist (vgl. Nestmann 1997a, S. 24).

1.3.4.1.1 Theoretischer Hintergrund

Unabhängig von verschiedensten Kategorisierungen lautet die zentrale These der Ressourcenkonservierungstheorie (COR: „Conservation of Resources") nach Hopfoll et al. (1993) wie folgt: Wenn Ressourcen fehlen, Ressourcen verloren werden oder Ressourcenverlust befürchtet wird, werden Menschen für physische und psychische Probleme anfällig und verletzlich. Demnach bedeuten Veränderungen im Leben (Lebensereignisse), wie sie beispielsweise durch Gesundheitsprobleme verursacht werden, Ressourcenbedrohung oder -verlust. Im Fokus der COR steht die Motivation, Ressourcen zu erhalten. Zusätzlich wird noch von folgenden Vorstellungen ausgegangen:

- Ressourcenverlust ist bedeutsamer und einflussreicher als Ressourcengewinn.
- Ressourcenverlust ist zentraler für die Erfahrung von Wohlbefinden oder Beeinträchtigung, da auch Existenzgefährdung damit einhergeht.
- Ressourcengewinn bedeutet zwar eine positive, aber weniger wichtige Erhöhung von Wohlbefinden.
- Die Vermeidung von Ressourcenverlust und Ermöglichung von Ressourcengewinn erfordert wiederum den Einsatz von Ressourcen.

Die Ressourcenperspektive bedeutet, dass einerseits Menschen mit mehr und größeren Ressourcen (z.B. in sich und/oder in der eigenen Umwelt) eher Ressourcengewinner und weniger anfällig für Ressourcenverluste sind, andererseits diejenigen mit geringen und weniger Ressourcen wenig hinzugewinnen und anfälliger für Ressourcenverluste sind. Es entstehen so genannte Gewinn- bzw. Verlustspiralen (vgl. Sickendiek 2002, S. 213).

Verlustspiralen

Menschen mit geringeren Ressourcen haben extremere Konsequenzen zu erwarten, da sie weniger Reserven, Optionen und Kompensationsmöglichkeiten haben. Die wenigen Ressourcen, die eingesetzt werden, sind schnell erschöpft. Die meist vorliegenden kleinen Netzwerke (z.B. familiäres Umfeld) erschöpfen sich in der Breite und Intensität deshalb rascher, da sie dauernd beansprucht werden. Anfänglicher Ressourcenverlust zieht auch rasch weitere Verluste nach sich. Beispielsweise führt eine durch einen Unfall bedingte chronische Behinderung einer allein lebenden Person zu einem Verlust des Arbeitsplatzes, geringerer finanzieller Absicherung, Verlust von Freunden und sozialer Zuwendung. Jener Personenkreis muss vernünftigerweise am Ressourcenerhalt interessiert sein (vgl. Sickendiek 2002, S. 214).

Gewinnspiralen

Sie entstehen leichter für jene Personen mit vielen Ressourcen. Gutes Selbstwertgefühl und hohe soziale Absicherung führen zu sozialen Kontakten, welche Rückhalt und Unterstützung bieten. Ein größeres Ressourcenreservoir ermöglicht auch, riskanter (z.B. viel Energie für die Zielerreichung aufwenden) zu investieren. Erreichen diese Personen ein Ziel nicht, werden sie einerseits durch ihren Selbstwert, andererseits durch den Rückhalt ihres sozialen Netzes geschützt. Auf einen Ressourcengewinn erfolgt oft ein weiterer Ressourcengewinn (vgl. Nestmann 1997a, S. 23–28). Beispielsweise ist es für Personen mit guter materieller und sozialer Absicherung einfacher, gesundheitsfördernde Verhaltensweisen (z.B. Ernährung) und Lebensweisen zu integrieren (vgl. Sickendiek 2002, S. 214).

1.3.4.1.2 Ressourcenorientiertes Beraten

Ressourcenorientiertes Beraten richtet den Blick primär auf die Suche nach vorhandenen und/oder entwickelbaren Personen- und Umweltressourcen zur Bearbeitung von Problemsituationen.

Ausgangspunkt von Beratungsanlässen sind objektive, subjektive sowie selbst oder fremd definierte Problemsituationen im Sinne von Ressourcenverlusten oder -defiziten. Neben persönlichen Überforderungen bzw. Inkompetenzen stehen gescheiterte Vermittlungsversuche zwischen persönlichen und Umweltressourcen im Zentrum der Beratung (vgl. Nestmann 1997a, S. 28–32). Die zentralen Ansatzpunkte (s. Merkkasten) werden im Folgenden erläutert.

Ansatzpunkte ressourcenorientierter Beratung (vgl. Sickendiek 2002, S. 216)

1. **Ressourcenorientierung.** Die Ressourcenperspektive wird dabei als ein ergänzendes und erweiterndes Element in der Beratung gesehen. Demnach ignoriert die Ressourcenperspektive nicht die Defizite der Menschen in Problemsituationen, sondern sie versucht, den Blick aller Beteiligten darüber hinaus auf vorhandene Stärken und Potenziale einer Person zu richten.
2. **Ressourcendiagnostik.** Ressourcenorientierte Beratung befasst sich mit Personen und deren Umweltressourcen und versucht, Ressourcen zu identifizieren, brachliegende Ressourcen zu aktivieren sowie Ressourcen zu erhalten bzw. zu sichern und umfasst eine differenzierte Wahrnehmung sozialer, institutioneller und in den Umwelten liegenden Ressourcen von Personen. Bedeutsam ist auch die Identifizierung der persönlichen Kompetenz von Personen, ihre eigenen und Umweltressourcen einzuschätzen und zu nutzen. Ressourcendiagnostik (z.B. Erfassung persönlicher Stärken) steht in diesem Verständnis gleichberechtigt neben Problemdiagnostik.
3. **Ressourcensicherung.** Bei ressourcenarmen Personen ist der primäre Ansatzpunkt die Verhinderung bzw. Durchbrechung von Verlustspiralen. Sekundär wird nach dem Aufhalten der Verlustspirale der Ressourcengewinn (ökologisch, ökonomisch, sozial und persönlich) angestrebt. Grundsätzlich ist bei diesen Personengruppen der Ressourceninput durch Beratung stärker.

Bei ressourcenreichen Personen (z.B. präventiver Beratung) rückt der gezielte Ressourceneinsatz in den Mittelpunkt. Längerfristig wird am Ausbalancieren zwischen Ressourceneinsatz und -gewinn gearbeitet.

4. **Ressourcenpassung.** Förderbare Ressourcen passen nicht immer gleich gut zu den vorhandenen Bedürfnissen der Personen. Eine optimale Passform ist schwer erreichbar. Eine weitere These lautet, dass persönliche Ressourcen mit Umweltressourcen passend gemacht werden und umgekehrt. Beispielsweise kann eine geringe soziale Kompetenz im gewissen Rahmen durch gute Netzwerkverbindungen aufgefangen werden. In diesem Verständnis sind Beratungsprozesse auch Anpassungs- und Abstimmungsversuche zwischen Ressourcen und Bedürfnissen.

5. **Rollenverständnis.** Dieses geht davon aus, dass Menschen vor der Wahrnehmung von Beratung ihre persönlichen Ressourcen und die ihrer Umwelt einsetzen. Professionelle und nichtprofessionelle Ressourcenförderung sowie -sicherung laufen daher oft parallel.

1.3.4.2 Lösungsorientierte Konzepte

Lösungsorientierte Konzepte beruhen auf der Annahme, dass man eine Problemlösung am schnellsten dadurch erreicht, indem man sich von Anfang an auf die Lösung und nicht auf das Problem konzentriert. Lösungsorientierte Beratung versucht somit, ein Sprechen über Probleme, sofern es nicht kurzzeitig zur Lösung von Problemen dient, kurz zu halten, und thematisiert ausschließlich Inhalte, die der Entwicklung von Lösungen dienen (vgl. Bamberger 2001, S. 11–12). Es wird damit auf eine detaillierte Analyse des Problems verzichtet, stattdessen wird die Beratung von Anfang an auf eine Analyse und Synthese einer Lösung ausgerichtet: „Lösungen konstruieren statt Probleme analysieren" (Bamberger 2001, S. 21).

Das Konzept der lösungsorientierten Beratung ist eng mit dem „Konzept der Kurztherapie" verbunden, welches Anfang der Siebzigerjahre auf Ideen von Milton Erickson hin entstanden ist. Kurztherapie bedeutet, die vorgetragenen Probleme nicht vertieft zu explorieren, sondern rasch die vorhandenen Kompetenzen und Ressourcen zu fokussieren, um zu einer Problemlösung zu finden (vgl. Bamberger 2001, S. 10–12).

1.3.4.2.1 Theoretischer Hintergrund

Lösungsorientierte Beratung gehört zur Gruppe der systemischen Ansätze. Systemisches Denken im Zusammenhang mit Problemsituationen geht davon aus, dass weniger das Individuum als Problemverursacher bzw. Problemträger interessiert, sondern der betreffende Lebenskontext (Gesamtheit psychosozialer Bedingungen), in dem dieses Individuum lebt und in welchem spezifische Interaktionsmuster bestehen. Systemischer Beratung geht es daher weniger um intrapsychisches Geschehen, sondern um interpersonelle Kommunikation in einem komplexen System. Zu den zentralen Grundbausteinen der systemischen Theorie zählen Zirkularität, Konstruktivismus sowie Kybernetik zweiter Ordnung.

(1) **Zirkularität.** Verhaltensweisen des Einzelnen sind immer durch Verhaltensweisen der anderen bedingt und umgekehrt. Eine Problemsituation ist daher das Ergebnis des Zusammenwirkens mehrerer Beteiligter, auch wenn nur eine einzelne Person als „Problemträger" in Erscheinung tritt. Beratung konzentriert sich darauf, die problemrelevanten zirkulären Prozesse zu erkennen und die jeweiligen Wahrnehmungs- und Handlungsbeiträge der beteiligten Personen zu identifizieren.

(2) **Konstruktivismus.** Jedes Individuum konstruiert aufgrund von Interaktionserfahrungen mit der jeweiligen Umwelt ein eigenes Bild von der Wirklichkeit. Diese Wirklichkeitskonstruktionen beeinflussen, was dieses Individuum sieht, wie es das Geschehene bewertet und welches Verhalten daraus entwickelt wird. Interpersonelle Differenzen sind demnach Konfrontationen zwischen unterschiedlichen Realitätskonstruktionen, wobei jede Person dabei auf den eigenen Realitätsannahmen beharrt. Das Expertenverständnis des Beraters beschränkt sich darauf, dass etwas Konstruiertes immer auch umkonstruiert werden kann. Der Klient kann dabei am besten beurteilen, welche Konstruktionen für das eigene Leben nützlich bzw. nicht nützlich sind.

(3) **Kybernetik zweiter Ordnung.** Da der Berater im Beratungsprozess kein außen stehender Beobachter ist, der in objektiver Weise sagen könnte, welche Problemlösung die „einzig richtige" ist, kann dieser die Problemlösung auch nicht einfach vorgeben. Der Berater ist selbst Interaktionspartner, der bestimmte Interaktionsmuster bewusst bzw. auch unbewusst beeinflusst. Beratung geht davon aus, mit dem Patienten gemeinsam nach Lösungsmöglichkeiten zu suchen und eine Balance zwischen Anregung zur Lösungssuche und Autonomie in der Lösungsfestlegung herzustellen (vgl. Bamberger 2001, S. 6–11).

1.3.4.2.2 Lösungsorientiertes Beraten

Lösungsorientiertes Beraten zielt primär auf die Konstruktion von Lösungen und verzichtet dabei weitgehend auf die Rekonstruktion der Problemsituation. Die Entwicklung einer Lösung orientiert sich an bestimmten Ansatzpunkten (s. Merkkasten).

Ansatzpunkte lösungsorientierter Beratung
(vgl. Sickendiek 2002, S. 85–87; Bamberger 2001, S. 22–25)

1. **Lösungsorientierung.** Ziel und Zweck ist es, den „Problemraum" nur kurz anzusprechen und das Hauptaugenmerk auf den „Lösungsraum" zu richten. Der Blick wird von Anfang an auf das Entdecken alternativer Verhaltensmöglichkeiten im Sinne einer Lösung gerichtet.
2. **Nutzbarmachung von Ressourcen.** Hier wird auf Ansätze ressourcenorientierter Beratung zurückgegriffen. Menschen verfügen über Ressourcen und sind Experten für ihre Lebenskontexte. In diesem Ansatz wird das genutzt, was die Menschen in die Beratung mitbringen und für die Lösungsperspektive geeignet erscheint.
3. **Konstruktivität.** Menschen nehmen ihren Lebenskontext unterschiedlich wahr. Aufgrund unterschiedlicher Wahrnehmungen werden unterschiedliche Realitäten konstruiert. Aus dieser Sicht heraus sind konstruierte Probleme immer auch umkonstruierbar, jedoch nicht alle Probleme sind Wahrnehmungskonstrukte.
4. **Veränderung.** Jede Lösung ruft eine Veränderung (z.B. von Wahrnehmung, Gedanken, Gefühlen, Verhaltensmustern) hervor. Aus lösungsorientierter Sicht genügt schon ein erster Schritt der Veränderung. Wichtig ist, dass Veränderungserfahrungen gemacht werden, die vorgefasste Sichtweisen bzw. Selbstbilder durchbrechen. Die Wirkung von Veränderungserfahrungen ist zentraler Bestandteil des Beratungsprozesses.
5. **Minimalintervention.** Lösungsorientierte Beratung fokussiert ein kurzes, zielgerichtetes Eingreifen. Oft sind durch geringe Initialanstöße bereits Veränderungen (z.B. Zutrauen in eigene Kräfte) aktivierbar.

1.3.4.3 Präventions- und gesundheitsfördernde Konzepte

Prävention und Gesundheitsförderung werden in der deutschsprachigen Literatur oft als gleichbedeutende Begriffe verwendet. Angeregt durch die Ottawa-Charta (1986) der Weltgesundheitsorganisation (WHO), wird inzwischen deutlich zwischen gezielter Prävention von Krankheiten und Förderung von Gesundheit unterschieden. Die terminologische Abgrenzung präventiver und gesundheitsfördernder Tätigkeiten richtet sich nach Zeitpunkt, Zielgruppe und Zielsetzung. Das Verhältnis von Prävention und Gesundheitsförderung wird damit aus interventionstheoretischer Sicht verdeutlicht (s. Tab. 1), wobei die einzelnen Interventionsschritte eine bestimmte Abfolge einnehmen (vgl. Laaser et al. 1998, S. 397–398). Prävention wird damit nicht mehr als integraler Bestandteil von Gesundheitsförderung gesehen. Gesundheitsförderung und Prävention lassen sich jedoch auch als zwei unterschiedliche gesundheitswissenschaftliche Strategien darstellen. Dabei ist nach Grass (1999) folgende Unterscheidung zu treffen: **Prävention** sieht Gesundheit als objektive Abwesenheit von Krankheit, zentraler Ansatzpunkt ist die Pathogenese. Die Strategien der Prävention sind auf Risikofaktoren ausgerichtet, wobei die konkreten Maßnahmen nur von Experten (z. B. Pflegepersonen, Ärzte, Psychologen) ausgeführt werden. **Gesundheitsförderung** ist ein positives, mehrdimensionales Konzept des Wohlbefindens, zentraler Ansatzpunkt ist die Salutogenese. Die Strategien der Gesundheitsförderung sind auf die gesamte Bevölkerung gerichtet, wobei die konkreten Maßnahmen auf Laienbewegung und Selbsthilfe beruhen (vgl. Grass 1999, S. 19).

Tab. 1: Abgrenzung Gesundheitsförderung und Prävention nach Laaser/ Hurrelmann (1998)

	Gesundheits-förderung	Primär-prävention	Sekundär-prävention	Tertiär-prävention
Interventions-zeitpunkt	Gesundheits-zustand	erkennbare Risikofaktoren	Krankheits-frühstadium	nach akuter Krankheitsbe-handlung
Zielgruppe	Gesamtbevöl-kerung	Risikogruppen	Patienten	Rehabilitanden
Zielsetzung	Beeinflussung von Verhältnis-sen und Le-bensweisen	Beeinflussung von Verhalten und Risikofak-toren	Beeinflussung von Krank-heitsauslösern	Vermeidung von Folgeer-krankungen
Interventions-orientierung	ökologischer Ansatz	vorbeugender Ansatz	korrektiver Ansatz	kompensatori-scher Ansatz

Prävention

Im Rahmen der Prävention können drei Handlungsfelder unterschieden werden:

- **Primäre Prävention.** Hierin sollte Krankheitsverhütung wirksam werden, wenn noch keine Krankheit aufgetreten ist. Sie umfasst die Verhütung von Krankheit durch die Beseitigung ursächlicher Faktoren (z. B. Ausrottung von Virusstämmen), durch die Erhöhung der Wi-

44

derstandskraft des Menschen (z.B. Schutzimpfungen) oder durch Veränderungen der Umweltfaktoren (z.B. Hygienemaßnahmen).

- **Sekundäre Prävention.** Sie hat zum Ziel, Krankheiten und Risikofaktoren frühzeitig zu erkennen und früh zu therapieren. Demnach werden Früherkennungsuntersuchungen bei einzelnen Menschen bzw. ausgewählten Bevölkerungsgruppen durchgeführt.
- **Tertiäre Prävention.** Das Ziel liegt in der Verhütung der Krankheitsverschlechterung oder von Folgeerkrankungen. Sie richtet sich an Menschen, bei denen bereits ein Leiden manifest ist (vgl. Franzkowiak 1996, S. 87).

Diese begriffstheoretische Einteilung hat bisher auch Kritik hervorgerufen. Sekundäre und tertiäre Prävention wurden in der Praxis oft mit Therapie und Rehabilitation übersetzt (vgl. Sickendiek 2002, S. 64).

Gesundheitsförderung

Vereinfacht ausgedrückt, verlangt Gesundheitsförderung Kenntnisse über Verhaltens- und Lebensbedingungen eines Menschen, die Gesundheit ermöglichen. Gesundheitsförderung umfasst alle vorbeugenden Aktivitäten und Maßnahmen, welche die Lebensqualität des Menschen beeinflussen. Diese schließen medizinische, hygienische, psychische, kulturelle, soziale, ökonomische und ökologische Aspekte mit ein. Die Adressaten sind nicht wie bei der Prävention Risikogruppen, sondern alle Gruppen der Bevölkerung (vgl. Laaser et al. 1998, S. 395).

Im Verständnis der WHO setzt Gesundheitsförderung bei der Analyse und Stärkung der Gesundheitsressourcen und -potenziale der Menschen auf allen gesellschaftlichen Ebenen an. Gesundheitsförderung umfasst demnach Maßnahmen, die auf eine Veränderung und Förderung des individuellen und kollektiven Verhaltens und auf Lebensverhältnisse gerichtet ist. Charakteristisch ist der salutogenetische Ansatz mit der Frage: Wie und wo wird Gesundheit hergestellt? Ein weiteres Ziel ist es, bestehende Ungleichheiten in der Gesundheits- und Lebenserwartung unterschiedlicher sozialer Gruppen im Sinne einer Chancengleichheit zu reduzieren (vgl. Brösskamp-Stone 2000, S. 141–142).

1.3.4.3.1 Theoretischer Hintergrund

Im Rahmen der Gesundheitsförderung stellt das „Konzept der Salutogenese" den zentralen Ansatzpunkt jeglicher Aktivitäten dar. Dieses geht auf den Medizinsoziologen Aaron Antonovsky (1923–1964) zurück. Im

Unterschied zu der in der Medizin und Pflege üblichen pathogenetisch orientierten Frage nach den Ursachen von Krankheiten steht im Zentrum dieses Ansatzes die Frage, wie es Individuen schaffen, trotz Konfrontation mit einer Vielzahl von Gesundheitsrisiken gesund zu bleiben. Antonovskys Konzept umfasst drei Konstrukte:

(1) **Gesundheits-/Krankheitskontinuum.** In der dichotomen Klassifikation, die der gesamten medizinischen und pflegerischen Versorgung zugrunde liegt, wird davon ausgegangen, dass Krankheit und Gesundheit sich als zwei unterschiedliche Zustände ausschließen. M.a.W.: Es kann jeweils nur einer von beiden Zuständen vorliegen. Antonovsky (1997) vertritt die Ansicht, dass es keine klare Trennung zwischen Gesundheit und Krankheit gibt, sondern ein Kontinuum mit den beiden Endpunkten Gesundheit und Krankheit. Die Frage, wo auf diesem Kontinuum eine Person steht, ist das Ergebnis eines Prozesses zwischen belastenden (Stressoren) und schützenden (Widerstandsressourcen) Faktoren (vgl. Waller 1996, S. 15). Für die Praxis heißt das, dass jeder Mensch, auch wenn er krank ist, ebenso gesunde Anteile in sich trägt. Übersetzt für die Pflege und in Orems (1997) Diktion bedeutet dies, dass es trotz Vorhandensein von Selbstpflegedefiziten gleichzeitig auch Selbstpflegekompetenzen gibt, auf die der Blick der Pflege gerichtet ist.

(2) **Generalisierte Widerstandsressourcen.** Dieses Konstrukt beschreibt die für die Bekämpfung der Stressoren notwendigen Widerstandsressourcen (s. nachfolgender Merkkasten), die einen Ansatzpunkt für die Pflege darstellen. Wird in der Pflege ressourcenorientiert gearbeitet, dann muss ein Rückgriff auf genau diese Widerstandsressourcen erfolgen.

Systematik generalisierter Widerstandsressourcen
(vgl. Brieskorn-Zinke 2000, S. 378)

1. körperliche und konstitutionelle Ressourcen (z.B. körpereigenes Immunsystem);
2. materielle Ressourcen (z.B. Verfügbarkeit von Geld);
3. kognitive Ressourcen (z.B. Wissen und Intelligenz);
4. emotionelle Ressourcen (z.B. stabiles Selbstwertgefühl);
5. Werte und Haltungen (z.B. Optimismus, Flexibilität, Weitsicht);
6. zwischenmenschliche Beziehungen (z.B. Freunde, tiefe Bindungen);
7. kulturelle Ressourcen (z.B. Rollen und Normen).

(3) **Kohärenzgefühl.** Mit dem Konstrukt des Kohärenzgefühls beantwortete Antonovsky die Frage: Was hält die Menschen gesund? Es zählt zum Kernstück des Konzeptes und bringt eine individuelle psychologische Einflussgröße auf Gesundheit zum Ausdruck. Antonovsky definiert Kohärenzgefühl als „eine globale Orientierung, die ausdrückt, in welchem Ausmaß man ein durchdringendes, andauerndes und dennoch dynamisches Gefühl des Vertrauens hat" (Antonovsky 1997, S. 36). Das Kohärenzgefühl ist demnach eine Grundhaltung, wobei drei Komponenten (s. nachfolgender Merkkasten) bedeutsam sind. Ein starkes Kohärenzgefühl führt dazu, dass Menschen flexibel auf externe und interne Anforderungen reagieren und angemessene Ressourcen aktivieren können. Die Herausbildung eines starken Kohärenzgefühls hängt für Antonovsky von der Verfügbarkeit generalisierter Widerstandsressourcen in der Kindheit und Jugend ab. Im Erwachsenenalter hat sich das Kohärenzgefühl stabilisiert und kann durch radikale Veränderungen aus sozialen und kulturellen Einflüssen heraus bestimmt werden (vgl. Antonovsky 1997, S. 34–37; Brieskorn-Zinke 2000, S. 375–380).

Komponenten des Kohärenzgefühls (nach Antonovsky 1997)

1. **Verstehbarkeit (comprehensibility).** Hierbei geht es darum, inwieweit jemand das Gefühl hat, dass seine innere und äußere Welt durchschaubar ist. Ein Stressor kann in Angriff genommen werden, wenn man das Gefühl hat, eine Übersicht über das Ausmaß des Problems zu haben.
2. **Handhabbarkeit (manageability).** Sie bezieht sich auf die Möglichkeiten der Reaktion und des Eingreifens. Das Gefühl muss vorhanden sein, ausreichende Ressourcen für die Auseinandersetzung mit Stressoren zur Verfügung zu haben.
3. **Sinnhaftigkeit (meaningfulness).** Sie beschreibt eine Lebenseinstellung, die Stressoren als zu bewältigende Aufgaben bezeichnet (vgl. Brieskorn-Zinke 2000, S. 54).

Die Relevanz dieses Modells für die Gesundheitsförderung wird deutlich, wenn man die psychosozialen, physischen und biochemischen Stressoren bedenkt, die eine Störung oder Erkrankung auszeichnen oder damit einhergehen. Im Sinne der Salutogenese nach Antonovsky ist davon auszugehen, dass ein Mensch mit stark ausgeprägtem Kohärenzsinn auch eher in der Lage sein wird, mit seinen Symptomen gesundheitsförderlich umzugehen. Gesundheitsförderung setzt in diesem Kontext bei der Förderung des Kohärenzsinns an (vgl. Dlugosch/Schmidt 1997, S. 36–38).

Antonovsky versteht sein Konzept nicht als konkurrierendes Konzept zur pathogenetischen Sichtweise, sondern vielmehr als notwendige Ergänzung und spricht daher von einer „komplementären Beziehung" (vgl. Antonovsky 1997, S. 29).

1.3.4.3.2 Präventives bzw. gesundheitsförderndes Beraten

Präventive Beratung fokussiert auf Bevölkerungsgruppen mit gesundheitlichen Risikofaktoren und zielt auf die Verhütung von Krankheiten. Gesundheitsfördernde Beratung hingegen fokussiert auf kranke wie gesunde Bevölkerungsgruppen und zielt auf die Gestaltung gesundheitsfördernder Lebensverhältnisse und Verhaltensweisen.

Wenn das Kohärenzgefühl als individuelles Regulationspotenzial für Gesundheit betrachtet wird, setzt die Pflege bei der Stärkung des Kohärenzsinns von Menschen in kritischen Lebensphasen (z. B. bei akuter Krankheit, bei Eintritt einer chronischen Erkrankung, bei Eintritt von Pflegebedürftigkeit) an. Es sind vor allem Pflegepersonen, die das Erleben und die Folgen von Krankheit mit den Patienten und deren Angehörigen aufarbeiten. Pflegepersonen können Patienten bei der Bewältigung physischer, psychischer und sozialer Folgeprobleme von Erkrankungen durch Beratungsgespräche unterstützen.

Zusammenfassend kann „präventives" bzw. „gesundheitsförderndes Beraten" folgendermaßen dargestellt werden (s. Abb. 3). Die zugrunde liegende wissenschaftliche Orientierung ist im Rahmen der Prävention die Pathogenese, in der Gesundheitsförderung vorrangig die Salutogenese. Ausgehend von der Frage nach den Entstehungsbedingungen von Gesundheit zielt Gesundheitsförderung auf die Nutzbarmachung von Ressourcen, während die Frage nach Ursachen von Krankheiten auf Risikogruppen abzielt. Demnach ist die Vermittlung gesundheitsrelevanter Themen nicht nur auf Risikogruppen (Prävention), sondern auf die gesamte Bevölkerung (Gesundheitsförderung) ausgerichtet.

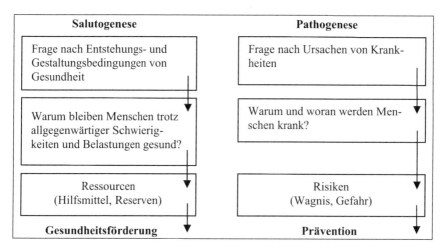

Salutogenese	Pathogenese
Frage nach Entstehungs- und Gestaltungsbedingungen von Gesundheit	Frage nach Ursachen von Krankheiten
Warum bleiben Menschen trotz allgegenwärtiger Schwierigkeiten und Belastungen gesund?	Warum und woran werden Menschen krank?
Ressourcen (Hilfsmittel, Reserven)	Risiken (Wagnis, Gefahr)
Gesundheitsförderung	**Prävention**

Abb. 3: Präventions- und gesundheitsfördernde Beratung (eigene Darstellung)

1.4 Beratungsprozess

Der Beratungsprozess in der Pflege umfasst eine zielgerichtete Methode des Analysierens, Planens, Durchführens und Überprüfens von Beratung, welche im dialogischen Gespräch und in gemeinsamer Erarbeitung mit dem Patienten stattfindet. Die Einzelphasen des Beratungsprozesses folgen dem Muster eines Problemlösungs- und zwischenmenschlichen Beziehungsprozesses. Sie werden beim Beratungstyp „Lösungserarbeitende Beratung" angewendet (s. Pkt. 3.3.3).

Wie bereits im Rahmen des Pflegeprozesses beschrieben, benötigen Problemlösungsprozesse einen Ablaufrahmen. Dieser beinhaltet eine Abfolge von Einzelschritten (Phasen) für eine Problemlösungskonzeption. Das Grundmuster des Pflege- sowie Beratungsprozesses besteht demnach aus: Ist-Zustand (d.h. zu verändernde Ausgangssituation), Sollzustand (d.h. angestrebte Situation) und Lösungsweg (d.h. Handlungen zur Überwindung der Ist-Soll-Diskrepanz) (vgl. Mutzeck 2002, S. 35). Im Kontext der Pflege bewegt sich der Beratungsprozess zwischen zwei Polen: einerseits in Form einer direkten Beeinflussung und Lenkung (direktive Gesprächsführung), andererseits als Selbststeuerung und Hilfe zur Selbsthilfe (nichtdirektive Gesprächsführung). Beides steht im Dienste der Lösung einer Problemsituation.

Die gegenwärtige Beratungsliteratur erfasst Beratungsprozesse in vielfältigen Varianten. Die Formulierungsvariante der Autorin sieht acht Schritte vor (s. Abb. 4).

1.4.1 Phasen des Beratungsprozesses

1.4.1.1 Beratungsbedarf erheben

Unter „Beratungsbedarf erheben" ist die Erfassung beratungsrelevanter Problemsituationen, die der Patient artikuliert und/oder die Pflegeperson als notwendig erkennt, zu verstehen.

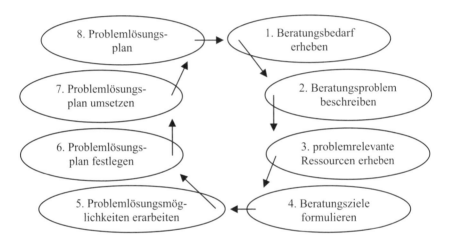

Abb. 4: Beratungsprozess (eigene Darstellung)

Die Ausgangslage und Grundlage für das Erkennen bzw. Wahrnehmen einer beratungsrelevanten Problemsituation seitens der Pflege ist der im Rahmen des Pflegeprozesses ermöglichte Zugang zur individuellen Situation des pflegebedürftigen Menschen. Das bedeutet, dass der Beratungsbedarf zum Zeitpunkt der Aufnahme im Zusammenhang mit der „Erhebung pflegerelevanter Daten" und/oder im Rahmen der fortlaufenden „Erhebung des situativen Pflegebedarfes" (Summe aller Selbstpflegebedürfnisse und Handlungen) während des stationären Aufenthaltes eines Patienten ableitbar wird. Der Beratungsbedarf wird entweder seitens des Patienten artikuliert oder seitens der Pflegeperson aus der Analyse pflegerelevanter Daten als notwendig erkannt. Die umfangreiche Erhebung biologischer, psychologischer und sozialer Bedürfnis- und Ressourcenkategorien im Pflegeprozess erleichtert die Feststellung einer beratungsrelevanten Problemsituation mit daraus ableitbarem expliziten Beratungsbedarf.

Die erste Phase des Beratungsprozesses beginnt demnach auf der Grundlage einer bereits bestehenden Arbeits- bzw. Pflegebeziehung (Pflegeprozess), indem der situative Selbstpflegebedarf und die Selbstpflegedefizite des Patienten den Pflegepersonen bereits als bekannt vorliegen. Nach Mutzeck (2002) bedeutet das für die erste Phase der Beratung, dass ein Gespräch über Ort, Zeitrahmen und Inhalt des Beratungsgegenstandes sowie über das methodische Vorgehen erfolgt. Das Beratungsgespräch selbst beinhaltet seitens der Pflegeperson die Aufklärung über das Ziel sowie über die Möglichkeiten und Grenzen der Beratung. Weiters wird der Beitrag des Patienten an der inhaltlichen und methodischen Lösung der Problemsituation geklärt (vgl. Mutzeck 2002, S. 104–105).

1.4.1.2 Beratungsproblem beschreiben

Ein Beratungsproblem ist die Beschreibung einer als belastend/störend empfundenen Problemsituation aus der Sicht des Patienten.

Die zweite Phase zielt auf die Beschreibung der Problemsituation seitens des Patienten. Der Patient wird aufgefordert, die als störend empfundene Situation bzw. den Zustand zu beschreiben und zu präzisieren. Wichtig dabei ist, zum äußeren Geschehen auch den inneren Bedeutungsaspekt (Gedanken und Gefühle) der Problemsituation offen zu legen. Ausgangslage ist es, jene Problemsituationen zu orten, welche durch ein Beratungsgespräch seitens der Pflege gelöst werden können.

Wie im Pflegeprozess ist zwischen aktuellen Problemen, potenziellen Problemen und allgemeinen Gesundheitsproblemen zu unterscheiden. Aktuelle Probleme implizieren ein bestehendes Problem und zielen auf einen sofortigen Beratungsbedarf zur Problemminderung bzw. gegebenenfalls zur Problembeseitigung. Beispielsweise reagieren Patienten, welche aus einer Akutoperation heraus einen künstlichen Darmausgang erhalten, oftmals mit Ekelgefühl und in der Folge mit Negieren des künstlichen Darmausganges. Risikoprobleme führen anhand des Vorliegens einer spezifischen Gefährdung eines Patienten zu einem Beratungsbedarf.

Die Beratung zielt auf Verhinderung von Erkrankungen im Sinne präventiver Beratung. In diesem Zusammenhang wird seitens des Patienten meist kein Beratungsbedarf festgestellt, sondern von der Pflegeperson als notwendig erkannt. Beispielsweise kann eine Diätberatung bei bestehendem Diabetes Mellitus (Zuckerkrankheit) Blutzuckerentgleisungen und Folgeschäden (z.B. Gefäßerkrankungen) verhindern. Beratungsbedarf für einen zu verbessernden Gesundheitszustand wird anhand des Patientenverhaltens oder von Patientenäußerungen festgestellt. Der Patient sucht nach Informationen für die Verbesserung seines Gesundheitszustandes. So kann beispielsweise der Patient nach operativen Eingriffen im Bereich arterieller Gefäße hinsichtlich Veränderungen der Lebensweise, Bewegung und Ernährung beraten werden.

Aufgabe der Pflegeperson ist es, Zusammenhänge und Einflussfaktoren auf komplexe Gesundheitsprobleme eines Patienten im Gespräch zu klären. Nicht alle Probleme erfordern gleichermaßen eine Lösung. Der Kern dieses Schrittes liegt darin, gemeinsam mit dem Patienten Prioritäten innerhalb mehrerer Problemsituationen zu setzen und demnach ein Schlüsselproblem herauszusuchen. Beispielsweise kann für Patienten mit Gefäßerkrankungen ein Schlüsselproblem darin liegen, zukünftig das gewohnte Bewegungs- und Ernährungsmuster verändern zu müssen.

1.4.1.3 Problemrelevante Ressourcen erheben

Ressourcen beschreiben Kräfte, Möglichkeiten, Reserven und Fähigkeiten zur Bewältigung von Problemsituationen.

Ergänzend zur Problemsicht ist es wichtig, die übrigen Kraftquellen und Kompetenzen des Patienten zur möglichen Problemlösung zu erfassen. Hierzu eignen sich Fragestellungen, wie in der Vergangenheit in ähnlichen Situationen Probleme gelöst werden konnten. Daraus ableitbare Ressourcen können nicht nur als wichtige Informationen für spätere Beratungsschritte dienen, sondern auch als Vertrauensbasis für den Patienten in eigene Fähigkeiten und als Motivationsfaktor gewertet werden (vgl. Mutzeck 2002, S. 106–108). Die konkreten Fragestellungen beziehen sich in Anlehnung an das „Set menschlicher Ressourcen" (s. Kap. 1.3.4.1) auf Objektressourcen (z.B. Wohnung), Lebens- und Umweltressourcen (Zuwendung, Sicherheit), Personenressourcen (soziale Kontakte) und Energieressourcen (Wissen).

1.4.1.4 Beratungsziele formulieren

Beratungsziele beschreiben einen realisierbaren und überprüfbaren Soll-Zustand, der vom Patienten angestrebt wird.

Diese Phase zielt auf die Ableitung, Entwicklung und Formulierung des zu erreichenden Zustandes. Ausgehend von der Benennung des Schlüsselproblems, dem Zustand der größten Unzufriedenheit und dem Veränderungswunsch wird versucht, jenen Soll-Zustand zu beschreiben, den der Patient erreichen möchte bzw. sollte. Dabei ist es wichtig, das Ziel so zu beschreiben, dass deutlich erkennbar ist, wie der Zustand aussehen soll. Oft sind kurz-, mittel- oder langfristige Zielsetzungen notwendig (vgl. Mutzeck 2002, S. 115).

Ziele werden schriftlich festgelegt und beinhalten das zu erreichende Verhalten, Kriterien zur Bemessung dieses Verhaltens (z.B. wie viel, wie lange, wie weit), Bedingungen, unter denen das Verhalten eintreten soll, und einen Zeitrahmen für das Eintreten eines geänderten Verhaltens. Die Ziele werden von den Pflegepersonen gemeinsam mit dem Patienten festgelegt.

1.4.1.5 Problemlösungsmöglichkeiten erarbeiten

Unter „Problemlösungsmöglichkeiten erarbeiten" versteht man die Entwicklung von möglichen Maßnahmen (Denk- und Handlungswegen) zur Lösung der Problemsituation.

Diese Phase zielt auf die Entwicklung von Maßnahmen zur Zielerreichung und stellt die „Kernphase" des Beratungsprozesses dar. Meist gibt es mehrere Lösungsansätze. Sie können Präventivmaßnahmen (z.B. Ernährungsumstellungen), eingreifende, entgegnende Maßnahmen bei aktuellen Problemen (z.B. Verbesserung der Insulin-Injektionstechnik), Maßnahmen zur Herstellung eines bestimmten Zustandes (z.B. Insulineinstellung) und Strategien, die ein Bewältigen eines bestimmten Zustandes möglich machen (z.B. veränderte Sichtweisen zur Erkrankung), darstellen (vgl. Mutzeck 2002, S. 116–117). Gemeinsam mit dem Patienten werden verschiedene Lösungsansätze festgelegt. Sie beschreiben in erster Linie die Aktivitäten des Patienten und, wenn nötig, ergänzende Aktivitäten seitens des Pflegepersonals.

1.4.1.6 Problemlösungsplan festlegen

Der Problemlösungsplan ist der Entwurf eines realisierbaren Maßnahmenkonzeptes zur Lösung der Problemsituation.

Diese Phase zielt auf die Auswahl realistischer Lösungsmaßnahmen aus einer Fülle von Lösungsalternativen. Die Entscheidung für oder gegen eine Lösungsmaßnahme muss der Patient selbst treffen. Die Rolle der

Pflegeperson bezieht sich in dieser Phase auf das Vorschlagen und Einbringen von Entscheidungskriterien wie beispielsweise Realisierbarkeit oder Erfolgsaussichten. Vor diesem Hintergrund ist gemeinsam mit dem Patienten einzuschätzen, welcher Grad der Realisierbarkeit von Lösungsmaßnahmen im Laufe eines stationären Aufenthaltes bzw. in der nachfolgenden außerstationären Situation erreichbar sein kann. In dieser Phase werden auch problemlösungsplanabhängige Aufgaben, die eine Beratungszielrelevanz einnehmen, eingelöst. Beispielsweise werden seitens der Pflegepersonen Ernährungspläne, Mobilisationspläne oder Merkblätter recherchiert, vorbereitet und bereitgestellt. In Bezug auf den Patienten sind die Motivation und die Aktivität zur Veränderung von Bedeutung (vgl. Mutzeck 2002, S. 119).

1.4.1.7 Problemlösungsplan umsetzen

Unter der Umsetzung des Problemlösungsplanes ist die praktische Durchführung der im Beratungsplan festgelegten Lösungsmaßnahmen zu verstehen.

Diese Phase zielt auf die selbstständige Umsetzung der Lösungsmaßnahmen durch den Patienten. Die Rolle der Pflegeperson besteht aus positiver Anteilnahme in Form von Begleitgesprächen, positiven Rückmeldungen zu bereits umgesetzten Teillösungen und gegebenenfalls aktiver Unterstützung (z.B. Informationen, Instruktionen) zur Vermeidung von Rückschlägen. Zur gezielten aktiven Unterstützung können folgende Varianten eingesetzt werden: personelle Hilfen, (z.B. Pflegeperson, Vertrauensperson oder Angehörige), materielle Hilfen (z.B. Ernährungspläne, Bewegungsübungspläne, Mobilisationshilfen) und Erinnerungshilfen (z.B. Stufenpläne, Merkzettel).

1.4.1.8 Problemlösungsplan evaluieren

Mit Evaluieren des Problemlösungsplanes ist die Beurteilung/Bewertung des Erfolges der Umsetzung des Planes in Bezug auf die Erreichung der Beratungsziele gemeint.

Die Evaluation gibt Aufschluss über den Erfolg bzw. die Effizienz des Prozessgeschehens in der Beratung. Die Evaluation ist zu differenzieren in Bezug auf die Erreichung der Beratungsziele (Zielevaluation) und die Umsetzung des Problemlösungsplanes (Durchführungsevaluation). Bei der Durchführungsevaluation ist zwischen Patientenevaluation und Pflegepersonenevaluation zu unterscheiden. Bei aktiver Beteiligung des

Patienten an der Umsetzung des Problemlösungsplanes werden die objektiven und subjektiven Reaktionen sowie Aussagen des Patienten beurteilt (Patientenevaluation). Die Pflegeperson in der Rolle des Beraters evaluiert ihre Begleitung bzw. Unterstützung während der Umsetzung des Problemlösungsplanes (Pflegepersonenevaluation).

Die Bestimmung des realistischen Zeitpunktes der Erreichung der Beratungsziele unterliegt der subjektiven Einschätzung und setzt Erfahrungen der Pflegeperson voraus. Grundsätzlich ist die Festlegung des „Zielrahmens" entscheidend. Beratungsziele können kurzfristig (innerhalb von Tagen), mittelfristig (innerhalb von Wochen) oder langfristig (innerhalb von Monaten) angestrebt werden. Oft ist die Einschätzung des Zeitpunktes der Zielerreichung nicht möglich, da unterschiedliche Einflussvariablen nicht vorhersehbar sind. Grundsätzlich ist die Ziel- und Durchführungsevaluation kurz vor dem Zeitpunkt der Entlassung des Patienten aus dem Krankenhaus vorzunehmen. Bei längerem Krankenhausaufenthalt sind Zwischenevaluationen sinnvoll. Jener Zeitpunkt wird nach subjektivem Ermessen durch die Pflegeperson festgelegt.

Evaluative Konsequenzen bei Beratungszielen bestehen bei Zielerreichung darin, den Problemlösungsplan zu beenden. Bei Nichterreichung von Beratungszielen zum vorgesehenen Zeitpunkt ist der Zielrahmen bei gleich bleibendem Problemlösungsplan neu festzulegen.

Evaluative Konsequenzen bei der Umsetzung des Problemlösungsplanes (Durchführungsevaluation) bestehen darin, den Problemlösungsplan beizubehalten, wenn die Problemsituation erwartungsgetreu aufgelöst wird. Die Umsetzung des Problemlösungsplanes ist abzuändern, wenn eine erfolgversprechendere Alternative vorliegt. Ist der Problemlösungszeitraum zu kurz gewählt, kann die Umsetzung des Problemlösungsplanes beibehalten werden. Die Evaluation im Rahmen der Beratung und das Setzen evaluativer Konsequenzen gestalten sich deshalb als sehr schwierig, da evaluative Gespräche nicht den Charakter einer Prüfung/Beurteilung von Erfolg oder Misserfolg einnehmen dürfen. Vielmehr sollten sie der Reflexion des umgesetzten Problemlösungsweges und als Motivationsfaktor für die Lösung weiterer Problemsituationen dienen.

1.5 Beratungselemente

1.5.1 Gesprächstechniken

Beratungsrelevante Problemsituationen werden entweder vom Patienten oder von Pflegepersonen in den Beratungsprozess eingebracht. Seitens der Pflegepersonen, die sich in der Funktion eines Beraters befinden, werden spezifische Aktivitäten im Sinne von Gesprächstechniken in den Beratungsprozess eingebracht. Sie sind grundlegende Werkzeuge und können in verschiedenen Kombinationen in den einzelnen Beratungsphasen verwendet werden. Es sind dies folgende Gesprächstechniken: aktives Zuhören mit den verbalen Techniken des „Paraphrasierens" und „Verbalisierens", Konkretisieren, Fragenstellen und die Vermittlung von Informationen. Sie können als „direktive" oder „nichtdirektive" Gesprächstechniken unterschieden und zugeordnet werden.

Direktive Gesprächstechniken

Hierbei leitet die Pflegeperson das Gespräch, während der Patient reagiert und sich in einer abhängigen Position befindet. Es werden überwiegend Fragen gestellt, mit teilweise geringem Spielraum für Antworten. Direktive Gesprächstechniken sind in Gesprächssituationen erforderlich, in welchen eine rasche Steuerung erzielt werden soll (vgl. Arets 1999, S. 137). Zu den direktiven Gesprächstechniken zählen Fragenstellen, Informationsvermittelung und Konkretisieren.

Nichtdirektive Gesprächstechniken

Hierbei wird von der Selbstständigkeit und den Möglichkeiten des Patienten in einer Problemsituation ausgegangen. Dabei liegt die Rolle der Pflegeperson darin, dem Patienten zu helfen, Erlebnisse, Gefühle und Probleme zu beschreiben und zu äußern (vgl. Arets 1999, S. 135). Zu den nichtdirektiven Gesprächstechniken zählt aktives Zuhören mit den verbalen Techniken „Paraphrasieren" und „Verbalisieren".

Direktive und nichtdirektive Gesprächstechniken stellen zwei gegensätzliche Pole eines Kontinuums dar. Dazwischen existiert eine Reihe von Mischformen. In der Beratung, insbesondere Gesundheitsberatung in der Pflege ist oft eine Kombination aus beiden Varianten erforderlich.

1.5.1.1 Aktives Zuhören

Unter dem Begriff „Aktives Zuhören" werden verbale Techniken wie „Paraphrasieren" und „Verbalisieren" zusammengefasst (vgl. Kolb 1998, S. 32). Aktives Zuhören bedeutet eine spezifische Art des Zu- und Hinhörens, wobei dem Gesprächspartner gegenüber anteilnehmendes, (non)verbales Interesse gezeigt wird.

Um Patienten zu verstehen und um ihnen das Verstehen mitzuteilen, ist es notwendig, zuzuhören. Damit wird gleichzeitig deutlich, dass aktives Zuhören aus zwei grundlegenden Elementen besteht: Die Pflegeperson lässt Schweigen und Pausen zu und reagiert verbal auf das Gesagte des Patienten. Die verbale Reaktion auf das Gesagte verdeutlicht, dass die Pflegeperson sowohl gehört als auch verstanden hat (vgl. Culley 2002, S. 16). In der Begriffsdifferenzierung nach Kolb (1998) bedeutet „Zuhören" eine nichtverbale Reaktion (z. B. Nicken, zugewandter Blick, zugeneigter Körper), um zu zeigen, Nachrichten zu empfangen, mitzudenken und auf Aussagen des anderen zu warten (vgl. Kolb 1998, S. 32).

In der Darstellung nach Culley (2002) wird der Begriff „Aktives Zuhören" weiter gefasst. In diesem Verständnis bestehen verbale Techniken im Rahmen des aktiven Zuhörens darin, reflektierende und sondierende Reaktionen seitens der Pflegeperson einzubringen. Reflektieren bedeutet das Identifizieren der zentralen Botschaft des Gesagten und Zurückspiegeln mit eigenen Worten. Hiermit wird das Verstehen mitgeteilt und überprüft. Reflektieren kann durch folgende Varianten erfolgen:

- Wiederholen dessen, was die zentrale Aussage gewesen ist,
- Paraphrasieren der zentralen Aussagen mit eigenen Worten sowie
- Zusammenfassen der gehörten Informationen in Form eines organisierten Überblicks.

Sondieren bedeutet, die Betrachtungsweise der Probleme des Patienten in den Bezugsrahmen der Pflegeperson zu stellen. Das heißt, dass Pflegepersonen, um zu Informationen zu kommen, die Richtung beeinflussen, in der diese Informationen liegen. Ganz allgemein sind damit Interventionen gemeint. Sondieren kann durch Stellen von Fragen und Treffen von Feststellungen erfolgen (vgl. Culley 2002, S. 17–18).

1.5.1.1.1 Paraphrasieren

Paraphrasieren bedeutet die Wiederholung bzw. Umschreibung einer Kernbotschaft mit Worten der Pflegeperson, wodurch sie dem Patienten signalisiert, dass sie die artikulierten Anliegen verstanden hat.

Paraphrasieren als eine reflektierende Technik stellt für Culley (2002) eines der wichtigsten Elemente eines Beratungsgespräches dar. Die Absichten, die mit diesem Element verbunden werden, sind:

(1) **Prüfung der Wahrnehmung zum Gesagten.** Sowohl aufseiten der Pflegeperson als auch aufseiten des Patienten erfolgt die Prüfung, ob ein gemeinsames Verständnis des angesprochenen Problems vorliegt.

(2) **Vermitteln von Akzeptanz und Verstehen.** Die Pflegeperson vermittelt das Bemühen, die Sichtweise des Patienten zu verstehen, und dieses Verständnis wird nochmals überprüfend zur Disposition gestellt.

(3) **Informationen sammeln.** In diesem Zusammenhang beschränkt es sich jedoch darauf, wie Menschen sich und ihr Anliegen sehen.

(4) **Eine vertrauensvolle Beziehung aufbauen.** Diese besteht dann, wenn Informationen weder einer Be- noch Verurteilung unterzogen werden (vgl. Culley 2002, S. 76).

Im Verständnis von Mutzeck (2002) wird diese Aktivität als „Dialog-Konsens" bezeichnet. Im Kontext der Pflege hat das folgende Bedeutung: Um sicherzustellen, dass die Pflegeperson die Mitteilungen so verstanden hat, wie der Patient sie verstanden haben möchte, werden die Informationen nochmals zusammengefasst. Der Patient gibt Rückmeldung, ob er der Zusammenfassung zustimmt oder ob diese korrigiert werden muss. Mutzeck (2002) bezeichnet das als ein „kommunikatives Wahrheitskriterium", welches nicht nur ein Missverstehen ausschaltet, sondern auch das Vertrauen in die Arbeit des Beraters stärkt. Der Dialog-Konsens bzw. die Technik des Paraphrasierens sollte zum Abschluss aller einzelnen Gesprächstechniken wie „Konkretisieren" oder „Verbalisieren" eingesetzt werden (vgl. Mutzeck 2002, S. 86–87).

1.5.1.1.2 Verbalisieren

Unter Verbalisieren ist die Umschreibung differenziert erfasster emotionaler Gesprächsinhalte durch den Berater zu verstehen.

Die Gesprächstechnik „Verbalisieren" stellt eine Erweiterung des Paraphrasierens dar. Die differenzierte Erfassung emotionaler Aspekte der in einer Beratung behandelten Problemsituation ist aufgrund der Wichtigkeit von Gefühlen für das Verständnis und die Gestaltung zukünftigen Tuns erforderlich. Des Weiteren rechtfertigt ein „Verbalisieren emotionaler Inhalte" oftmals auch eine emotionale Geladenheit des Rat Suchenden, welche mit einer bestimmten Situation verbunden ist. Bei der Realisierung dieser Gesprächstechnik sollte die Pflegeperson nicht nur auf explizite Mitteilungen des Patienten eingehen, sondern auch vage Gefühlsandeutungen verbalisieren. Die Gefühle des Patienten genau zu verstehen und wiederzugeben, erfordert gleichzeitig, auch die Grenzen einer Bedrohung (z.B. Ängste) seitens der Pflegeperson zu erkennen (vgl. Mutzeck 2002, S. 93). Gleichzeitig muss sich die Pflegeperson der Gefahr eines Interpretierens bewusst sein und eine Vermeidung desselben anstreben (vgl. Kolb 1998, S. 35).

1.5.1.2 Konkretisieren

Konkretisieren bedeutet, die Problemsituation in verhaltensbezogenen und psychischen Anteilen detailreich und plastisch darzustellen, wobei „verschwommene" Aussagen in klare, nachvollziehbare und exemplarische Antworten umgewandelt werden.

Für die Erfassung einer Problemsituation oder die Erarbeitung einer neuen Umgangsweise mit Problemsituationen ist es erforderlich, ein hohes Konkretisierungsniveau zu erreichen. Treffend formuliert Culley (2002, S. 100): „Vagheit ist keine angemessene Basis für ein erweitertes Selbstverständnis oder das Setzen von Zielen oder das Planen von Handlungen." Konkret zu sein, setzt aktives Zuhören voraus, welches ein Wahrnehmen verbaler und nichtverbaler Äußerungen bedeutet. Erst dann besteht die Möglichkeit, Patienten aufzufordern, spezieller über sich und/oder die Problemsituation zu sprechen. Seitens der Pflegeperson können folgende Konkretisierungshilfen eingesetzt werden:

* Fremd-, Trend- oder Modeworte, vor allem, wenn sie für zwischenmenschliche Situationen verwendet werden, sind durch andere klare Aussagen zu ersetzen oder in ganze Sätze zu bringen.

* Sätze sind zu ergänzen.

* Negativbeschreibungen sind in Positivbeschreibungen zu transformieren (vgl. Kolb 1998, S. 89–90).

1.5.1.3 Fragen stellen

Das Fragenstellen umfasst neben der Beschaffung von Informationen auch eine Strukturierung des Gesprächsinhaltes, wobei der gesamte Vorgang auf eine Auseinandersetzung mit Erfahrungen und Wahrnehmungen einer Person zu deren Problemsituation abzielt.

Das Stellen von Fragen als ein Instrument des Sondierens ist vergleichsweise direktiver als das Praktizieren der Instrumente des Reflektierens. Hierbei geht die Kontrolle über den Inhalt des Gespräches auf die Pflegeperson über (vgl. Culley 2002, S. 86). Die Bedeutung des Fragenstellens sieht Mutzeck (2002) darin, eine Struktur vorzugeben, um damit die Problemsituation überschaubarer zu machen. Wie detailliert zu den einzelnen Fragen Stellung genommen wird, ist abhängig vom Patienten sowie vom Agieren und Geschick der Pflegeperson. Durch das Zergliedern und Ordnen der Problemsituation, welche auch bedrohlich oder angstauslösend sein kann, kann Distanz erzeugt werden (vgl. Mutzeck 2002, S. 88–89).

Es gibt eine Reihe von Fragetypen, die Einsatz finden können:

- **Offene Fragen** sind für den Erhalt von Informationen notwendig und erlauben ausführlichere Antworten. Sie beginnen in der Regel mit „W-Fragewörtern", wie beispielsweise „Was", „Wo", „Wann", „Wie" oder „Wer".

- **Hypothetische Fragen** sind ebenso offene Fragen, die sich darauf beziehen, was in Zukunft passieren könnte. Sie sind deshalb wertvoll, da sie positive Erlebnisvorstellungen ermöglichen und alternative Verhaltensweisen in die Überlegung miteinschließen.

- **Warum-Fragen** zählen zu den weniger hilfreichen Fragen. Sie führen kompromisslos zur Suche nach Ursachen und Gründen. Ein Verständnis über sich selbst wird meist nicht über eine einfache Frage („Warum") geweckt.

- **Geschlossene Fragen** liefern lediglich Ja/Nein-Antworten und haben deshalb geringen explorativen Wert. Sie führen dazu, dass die Pflegeperson immer mehr fragt und der Patient immer weniger zu sagen hat.

- **Entweder-oder-Fragen** sind deshalb weniger hilfreich, da sie in ihrer Restriktion lediglich zwei Alternativen ermöglichen, wo es unter Umständen mehrere geben könnte. Sie entstammen meist nicht der Exploration, sondern haben oft einen eigenen Bezugsrahmen.

- **Serienfragen** sind unökonomisch, da sie auf Rat Suchende verschleiernd und verwirrend wirken. Meist wird nur eine Frage beantwortet oder mit einer Frage geantwortet.

- **Leitfragen** bedeuten für den Rat Suchenden entweder offen oder verdeckt, dass eine bestimmte Antwort erwartet wird.

Grundsätzlich können Fragen in ihrer Wirkung sowohl positive wie auch negative Effekte haben. Positive Effekte werden erzeugt, indem Fragen auf Folgendes abzielen: Fokussieren auf ein Problem bzw. eine Lösung, beim Konkretisieren helfen, Sammeln von Informationen und Eröffnen neuer Gesprächsfelder. Negative Effekte liegen im Verhindern von Explorationen, wenn der Gebrauch von Fragen in Form eines Frage- und Antwortspieles stattfindet (vgl. Culley 2002, S. 86–95).

Zusammenfassend können explizite Anforderungen an das Fragenstellen in der Beratungssituation wie folgt formuliert werden: Fragen sollten direkt, knapp, klar, in Verbindung mit dem vom Patienten Gesagten und unter Überprüfung, ob die Botschaft des Rat Suchenden verstanden wurde, gestellt werden (vgl. Culley 2002, S. 93).

Kolb (1998) verweist auf das Problem, dass mit Fragen, welche sich nur mit der Vergangenheit auseinander setzen, der Blick für die Zukunft verstellt werden kann. Er warnt gleichzeitig vor allzu vielem Fragen und betont zusätzlich zum Problemrahmen (z.B. „Was ist dein Problem?") auch den Ziel- und Lösungsrahmen (z.B. „Was möchtest du?"), womit Entwicklungen in der Zukunft angeregt werden können. Durch die Miteinbeziehung des Ziel- und Lösungsrahmens in den Beratungsprozess wird die Berücksichtigung der positiven Ressourcen des Patienten erreicht (vgl. Kolb 1998, S. 39–41).

1.5.1.4 Informationen vermitteln

Informationen zu vermitteln, bedeutet, eine Mitteilung bzw. Nachricht über Sachverhalte und Situationen an den Kommunikationspartner weiterzugeben.

Zusätzlich zum „Fragenstellen" ist es im Rahmen der Beratung oft notwendig, gezielte Informationen zu vermitteln. Informationen können Pro- oder Kontra-Argumente für Entscheidungen des Patienten bedeuten und dienen dazu, Patienten zu helfen, ihre Anliegen neu zu bewerten. Im Verständnis von Culley (2002) lösen Informationen vordergründig keine Probleme. Sie sollten dazu beitragen, die Bedeutung der Informationen für das spezifische Problem zu erkennen. Die Aufgabe von Pflegepersonen ist dabei, Probleme gemeinsam mit dem Patienten herauszufinden und eine neue Sichtweise auf das Problem zu werfen (vgl. Culley 2002, S. 136). Informationen können mit verschiedenen Mitteln und Medien weitergegeben werden. Sie können durch Grafiken, Schaubilder, Pläne oder Merkblätter im Beratungsgespräch untermauert werden. Der Patient hat damit auch außerhalb der Beratungssituation Möglichkeiten, bestimmte Informationsinhalte zu vertiefen (vgl. Kolb 1998, S. 46). Bei der Weitergabe von Informationen sind folgende Leitlinien zu berücksichtigen (vgl. Culley 2002, S. 136):

- Die Informationen müssen relevant sein.
- Sie dürfen keine übermäßigen Details, welche den Blick auf das Wesentliche verschleiern, beinhalten.
- Es sollte eine klare, prägnante Alltagssprache unter Vermeidung von Fachjargons eingesetzt werden.

1.5.2 Grundhaltungen in der Gesprächsführung

Die Wirkung und der Erfolg von Gesprächstechniken werden von spezifischen Grundhaltungen bzw. Verhaltenseigenschaften der Pflegeperson mitbestimmt. Dazu zählen: Akzeptanz, Empathie und Echtheit. Wenn eine Pflegeperson die innere Welt eines Patienten einfühlsam (empathisch) versteht und ihm gegenüber nicht wertend sowie echt-innerlich übereinstimmend ist und so auch wahrgenommen wird, sind dies die notwendigen Qualitäten für ein Beratungsgespräch (vgl. Tausch/Tausch 1990, S. 29).

1.5.2.1 Akzeptanz

Akzeptanz bezeichnet das Offensein gegenüber Gedanken, Gefühlen und Vorstellungen des Gesprächspartners sowie das nicht wertende Annehmen derselben.

Akzeptanz umfasst sowohl den kognitiven als auch den emotionalen Bereich. Diese Grundhaltung besagt, dem Patienten eine nicht an Bedingungen gebundene Akzeptanz entgegenzubringen. Für den kognitiven Bereich bedeutet dies nicht, dass allem zugestimmt werden muss, was der Patient sagt oder tut. Es ist möglich und oftmals erforderlich, inhaltlich anderer Meinung zu sein, jedoch muss das Interesse an der Problemsituation des Patienten von der Pflegeperson vermittelt werden. Für den emotionalen Bereich genügt es nicht, durch Zuhören und Verbalisieren einen

Gesprächsinhalt zu vermitteln. Es ist erforderlich, dass der Patient die „innere Beteiligung" der Pflegeperson an einer Problemsituation erfährt. Dies erfolgt anhand von Stimme, Mimik, Gestik und Körperhaltung der Pflegeperson (vgl. Weinberger 1998, S. 45–46).

Voraussetzung für das Gelingen von Akzeptanz ist die Offenheit gegenüber eigenen inneren Vorgängen. Der Zusammenhang zwischen Selbstakzeptanz und Fremdakzeptanz wurde in zahlreichen empirischen Studien bestätigt (vgl. Mutzeck 2002, S. 98). Die Pflegeperson steht zunächst als Außenseiter der Problemsituation des Patienten gegenüber. Ist in diesem Zusammenhang die Rolle der Pflegeperson durch emotionale Wärme und Verständnis gekennzeichnet, fällt es dem Patienten leichter, sich zu öffnen und Angst- sowie Spannungsgefühle abzubauen (vgl. Kolb 1998, S. 30). Im Verständnis von Tausch/Tausch (1990) kann diese Haltung nicht „trainiert" werden, weder durch eingelernte Redewendungen noch durch eine freundliche Fassade. Entscheidend sind bestimmte Fragen der Pflegeperson an sich selbst (z.B. „Achte ich den Gesprächspartner als Person?" oder „Fühle ich Wärme und Anteilnahme gegenüber dem Gesprächspartner?") (vgl. Tausch/Tausch 1990, S. 66).

1.5.2.2 Empathie

Unter Empathie ist die Fähigkeit zu verstehen, sich in andere einzufühlen, ohne dabei zu urteilen.

Sich in andere einzufühlen, bezeichnet das Bemühen von Pflegepersonen, die Empfindungen des Patienten, so, wie dieser sie wahrnimmt, zu verstehen und das Verstandene präzise mitzuteilen (vgl. Weinberger 1998, S. 56). Gleichzeitig erfordert diese Fähigkeit, den eigenen Standpunkt vorübergehend aufzugeben und den des anderen einzunehmen. Es ist die Voraussetzung dafür, die Welt des anderen aus dessen Sicht wahrzunehmen und demnach ein einfühlsames Verstehen zu gewährleisten (vgl. Mutzeck 2002, S. 98). Da Gefühle irrational und widersprüchlich sein können, hat der Patient oft Angst vor seinen eigenen Gefühlen. Sie werden nicht wahrgenommen oder verdrängt. Die Aufgabe der Pflegeperson ist es, jene Gefühle zu verbalisieren, die oft hinter Sachaussagen stehen (vgl. Kolb 1998, S. 31). Die Auswirkungen empathischer Haltung beurteilen Tausch/Tausch (1990) deshalb als sehr bedeutsam, da die Auseinandersetzung mit dem eigenen Erleben und den eigenen Erfahrungen gefördert wird. Sie verweisen aber auch darauf, dass es äußerst schwierig ist, in hohem Ausmaß auf die innere Welt eines anderen Menschen zentriert zu sein, diese innere Welt zu verstehen und das Verstandene ohne Bewertung zum Ausdruck zu bringen (vgl. Tausch/Tausch 1990, S. 31).

1.5.2.3 Echtheit

Unter Echtheit ist die Bereitschaft zu verstehen, die innerlich ablaufenden Gefühle und Einstellungen mit Worten und gleichzeitig im Verhalten auszudrücken.

Echtheit liegt vor, wenn die Pflegeperson sich weder hinter einer Fassade noch hinter einer Maske verbirgt. Echtheit liegt dann nicht vor, wenn die Pflegeperson etwas zwar mit freundlichen Worten, aber zugleich widersprechender Miene ausdrückt. Nonverbale und verbale Äußerungen müssen übereinstimmen (vgl. Kolb 1998, S. 31).

Das Erleben und Kommunizieren von Akzeptanz, Empathie und Echtheit sind wesentliche Grundhaltungen der Gesprächsführung im Rahmen eines Beratungsgespräches. Sie entstammen dem Konzept der „klientenzentrierten Gesprächsführung". Reinhard Tausch nannte die Methode „Gesprächspsychotherapie" (vgl. Rechtien 1998, S. 38).

1.5.3 Sozialformen von Beratung

1.5.3.1 Einzelberatung

Einzelberatung stellt die „kleinste" Sozialform der Beratung dar und ist eine dyadische Auseinandersetzung zwischen Patienten und Pflegeperson. Im Mittelpunkt steht die individuelle und subjektive Erfahrung des Patienten mit der Problemsituation. In diesem Kontext ist Beratung der Versuch, individuell Erlebtes und im Gespräch Dargebotenes zu verstehen.

Die Einzelberatung, welche ihren Ursprung in der Psychotherapie und der Sozialarbeit (Casework) hat, ist eine klassische Sozialform in der Beratung. Wenn in der Einzelberatung die individuelle Lebens- und Problemsituation Gegenstand ist, so liegt die Bedeutung auch darin, Kontexte und Rahmenbedingungen für die Problemsituation mitzuberücksichtigen. Das heißt, es werden auch familiäre bzw. soziale Hintergründe angesprochen. Beispielsweise ist es für einen Patienten mit künstlichem Darmausgang (z.B. Colostomie, Ileostomie) zusätzlich zu individuellen Problemsituationen von Bedeutung, dass auch Angehörige bzw. unmittelbare Bezugspersonen Kompetenzen in der Stomaversorgung erwerben.

64

Der Einsatz von Einzelberatung ist nach Sickendiek (2002) unter folgenden Umständen von Vorteil:

(1) Wenn Patienten Schwierigkeiten haben, sich weiteren Pflegepersonen oder Personen gegenüber zu öffnen, vor allem, wenn ihre Problemsituation als peinlich empfunden wird. Dies ist beispielsweise bei bestimmten Formen der Inkontinenz (unwillkürlicher Harnabgang) der Fall.

(2) Wenn die Problemsituation Konflikte oder allgemeine Schwierigkeiten im Umgang mit anderen einschließt. Dies ist der Fall, wenn beispielsweise die Selbstpflege zu Hause nicht zur Gänze vom Patienten erfolgen kann und Angehörige Dependenzpflege leisten.

(3) Wenn für Patienten die intensive Kommunikation mit Pflegepersonen von vorrangiger Bedeutung ist und Patienten gezielt Hilfe von einer Pflegeperson suchen. Dies ist der Fall, wenn beispielsweise zuckerkranke Patienten über die Verabreichung von Insulininjektionen und Diätvorgaben Informationen benötigen.

(4) Wenn Patienten sich eine Beratungssituation wünschen, in der jemand „ausschließlich für sie da ist". Dies ist der Fall, wenn beispielsweise krebskranke Patienten eine Bezugsperson für die krankheitsbedingten Belastungen suchen und durch spezifische Zuwendung in Form von Gesprächen Entlastung finden. Der Interaktion zwischen Patienten und Pflegeperson kommt in der Einzelberatung große Bedeutung zu (vgl. Sickendiek 2002, S. 95–100).

1.5.3.2 Gruppenberatung

Wenn eine bestimmte Anzahl von Patienten über einen gewissen Zeitraum zusammentrifft, um sich in direkter Interaktion über eine bestimmte Problemsituation auseinander zu setzen, spricht man von Gruppenberatung. Diese Form nützt Kommunikationsweisen, Einstellungen, Kenntnisse und Erfahrungen aller teilnehmenden Patienten untereinander. Aufgaben bzw. Probleme werden in Gruppen oftmals effizienter gelöst als von einer gleichen Anzahl an Einzelpersonen.

Nach Sickendiek (2002) sind konkret folgende Vorteile zu nennen:

- Belastungen werden leichter akzeptiert, wenn auch andere Patienten als gleichbetroffen wahrgenommen werden können.

- Unangenehme oder tabuisierte Themen können in einer Gruppe leichter angesprochen werden.

- Eigene und fremde Problemlösungsvarianten können gemeinsam reflektiert und für den Lernprozess genützt werden.

- Erfahrungen in der Erprobung von Lösungswegen können vielfältiger diskutiert werden.
- Gegenseitige Hilfeleistungen der Gruppenmitglieder können sich entwickeln.

Gruppenberatung kann nach unterschiedlichen Kriterien stattfinden. Eine **Primärgruppe** bezeichnet Gruppen mit engen, stabilen Zusammenschlüssen, wobei Mitglieder einander gut kennen (z.B. Familie). **Sekundärgruppen** sind instabile und lockere Zusammenschlüsse mit indirekten Beziehungen (z.B. Diabetikergruppe). Eine weitere Unterscheidung kann in **informelle** und **formelle Gruppen** erfolgen. Eine „Diabetikergruppe", deren Gruppenmitglieder eindeutig formell zugeordnet sind, unterscheidet sich von einer zufällig zusammengefassten Gruppe von Personen mit unterschiedlichsten Problemsituationen, wie beispielsweise Essstörungen oder Alkoholproblemen. Die Zuordnung ist demnach nicht formell festgelegt. In der Frauen- und Mädchenberatung ist diese Sozialform weit verbreitet. Es bestehen Angebote zu Themen wie Sucht, Depressionen oder Beratung zu Krankheitsfolgen, wie beispielsweise Krebskrankheit oder Behinderungen (vgl. Sickendiek 2002, S. 103–106).

1.6 Resümee

Beratung mit ursprünglicher Ausrichtung auf Alltagsprobleme war nicht an professionelle Berater gebunden. Veränderungen in den Gesellschaftsentwicklungen (z.B. Individualisierung, Pluralisierung) führen dazu, dass sich Beratung gegenwärtig als ein expandierender, professioneller Arbeitsbereich darstellt. Das traditionelle Beratungsangebot (z.B. Erziehungsberatung) wird durch spezielle Beratungsbereiche (z.B. Aids-Beratung) ergänzt. Beratungsbegriffe und -definitionen sind in Abhängigkeit ihrer wissenschaftlichen Bezugsdisziplin zu stellen und spiegeln unterschiedliche Beratungspositionen wider:

- **Psychologisches Beraten** findet zum einen auf Basis psychologischer Diagnostik, zum anderen auf Basis psychotherapeutischer Konzepte statt.
- **Soziales Beraten** umfasst die Bearbeitung sozialer und materieller Problemsituationen, die in der Lebens- und Alltagswelt von Menschen auftreten.

- **Psychosoziales Beraten** umfasst die Bearbeitung von Problemsituationen, die durch äußere Anforderungen, wie beispielsweise gesellschaftliche Ansprüche, Normen und Werte, an den Menschen herangetragen werden.
- **Pädagogisches Beraten** bezieht sich auf die Bearbeitung schülerbezogener (z.B. Lern- und Lebensgestaltung), lehrerbezogener (didaktisch-methodische Fragen) und organisationsbezogener (organisatorische Abläufe in der Schule) Problemsituationen.

Gegenwärtig kann nicht von einer explizit existierenden Beratungstheorie ausgegangen werden, die einen vollständigen theoretischen Rahmen vorlegen oder die Beratungspraxis in ausreichendem Maße bestimmen könnte. Die Vielzahl theoretischer Konzeptionen ist aus den theoretischen und praktischen Entwicklungen sozial- und humanwissenschaftlicher Disziplinen ableitbar. Beratung folgt demnach je nach Disziplin „therapienahen" Handlungsfeldern (Psychologie), „alltagsorientierten" Handlungsfeldern (Sozialarbeit) oder „(aus)bildungsorientierten" Handlungsfeldern (Pädagogik).

Beratung, insbesondere Gesundheitsberatung in der Pflege ist nicht integraler Bestandteil einzelner Pflegehandlungen, sondern „herausgehobene" eigenständige, von einem konkreten Beratungsbedarf ausgehende, patientenbezogene Beratungsleistung. Sie ist demnach eine professionelle Leistung von Pflegepersonen, die in einem gemeinsamen Arbeitsbündnis mit dem Patienten erbracht wird. Zu den zentralen Grundsätzen von Beratung, insbesondere Gesundheitsberatung in der Pflege zählen: Ressourcenorientierung, Lösungsorientierung, Präventionsorientierung, Gesundheitsförderungsorientierung und Interaktionsorientierung.

Der Beratungsprozess in der Pflege umfasst eine zielgerichtete Methode des Analysierens, Planens, Durchführens und Überprüfens von Beratung, welche im dialogischen Gespräch und in gemeinsamer Erarbeitung mit dem Patienten stattfindet. Die Einzelphasen des Beratungsprozesses folgen dem Muster eines Problemlösungs- und zwischenmenschlichen Beziehungsprozesses. Dazu zählen: den Beratungsbedarf erheben, das Beratungsproblem beschreiben, problemrelevante Ressourcen erheben, die Beratungsziele formulieren, die Problemlösungsmöglichkeiten erarbeiten, den Problemlösungsplan festlegen, umsetzen und evaluieren.

Beratungsrelevante Problemsituationen werden entweder vom Patienten oder von Pflegepersonen in den Beratungsprozess eingebracht. Seitens der Pflegeperson, die sich in der Funktion eines Beraters befindet, werden spezifische Aktivitäten im Sinne von Gesprächstechniken in den Beratungsprozess eingebracht. Sie sind grundlegende Werkzeuge und können in verschiedenen Kombinationen in den einzelnen Beratungsphasen verwendet werden. Es sind dies folgende Gesprächstechniken: aktives Zuhören mit den verbalen Techniken des Paraphrasierens und Verbalisierens, Konkretisieren, Fragenstellen und Vermitteln von Informationen. Sie können als direktive oder nichtdirektive Gesprächstechniken unterschieden und zugeordnet werden.

Die Wirkung und der Erfolg von Gesprächstechniken werden von spezifischen Grundhaltungen bzw. Verhaltenseigenschaften der Pflegeperson mitbestimmt. Dazu zählen: Akzeptanz, Empathie und Echtheit. Wenn eine Pflegeperson die innere Welt eines Patienten einfühlsam (empathisch) versteht und ihm gegenüber nicht wertend sowie echt-innerlich übereinstimmend ist und so auch wahrgenommen wird, so sind dies die notwendigen Qualitäten für ein Beratungsgespräch in Form von Einzelberatung oder Gruppenberatung.

2 Zur Konstruktion von Ausbildungscurricula

2.1 Positionierung und Einordnung des vorliegenden Ausbildungscurriculums

Die Entwicklung des vorliegenden **Integrierten Ausbildungscurriculums** erfolgt aufbauend auf dem in der Grundausbildung für diplomierte Gesundheits- und Krankenpflegepersonen in Verwendung stehenden „offenen Ausbildungscurriculum". Mit der Konstruktion dieses Ausbildungscurriculums ist die Zielstellung verbunden, das Handlungsfeld der zahlenmäßig größten im Gesundheitswesen tätigen Berufsgruppe, die der Gesundheits- und Krankenpflegepersonen, durch einschlägige Zusatzqualifikationen zu erweitern. Demnach dient es als Grundlage für eine Zusatzqualifikation diplomierter Gesundheits- und Krankenpflegepersonen, für ein zusätzliches Unterrichtsfach im schulautonomen Schwerpunkt in der Grundausbildung (künftiger) diplomierter Gesundheits- und Krankenpflegepersonen und für die Entwicklung von Lehrbehelfen.

Innerhalb der Weiterbildungsmöglichkeiten für Gesundheits- und Krankenpflegepersonen nimmt das vorliegende Ausbildungscurriculum mit dem explizit patientenorientierten Bezug zum Thema Beratung, insbesondere Gesundheitsberatung, eine Sonderstellung ein.

Das Thema Beratung, insbesondere Gesundheitsberatung in der Pflege findet im deutschsprachigen Raum weder in der pflegewissenschaftlichen Literatur explizite Ausformulierung noch in der gängigen Pflegepraxis eine Handlungsanleitung. Im Praxisfeld stehende Pflegepersonen informieren Patienten über Pflegeziele, über Pflegehandlungen, leiten Patienten zur Wiedererlangung der Selbstpflegefähigkeiten an und klären über organisatorische sowie institutionelle Rahmenbedingungen einer Abteilung auf. Es stellt sich die Frage, ob Informieren, Anleiten und Aufklären bereits Beratung bedeutet. Koch-Straube (2001) führt in diesem Zusammenhang aus, dass es sich um einleitende Anteile eines Beratungsprozesses handelt. Zur Frage nach den für Beratung notwendigen Kompetenzen finden sich verdeckte Aussagen wie beispielsweise interaktive, problemlösende und strategische Kompetenzen (vgl. Koch-Straube 2001, S. 80–81).

Wenn professionelle Pflege einerseits den gesetzlichen Forderungen und andererseits dem steigenden Beratungsbedarf der Menschen effizient gerecht werden soll, besteht die Notwendigkeit, Beratungskompetenzen explizit auszuformulieren, den prozessualen Ablauf von Beratung festzulegen und darauf aufbauend Weiterbildungsmodule zu konstruieren. In diesem Kontext kann die Zusatzqualifikation Beratung, insbesondere Gesundheitsberatung, als ein weiterer Impuls für Professionalisierungsbestrebungen des Pflegeberufes gedeutet werden.

Die Legitimation von Beratung, insbesondere Gesundheitsberatung in der Pflege ist durch gesetzliche Rahmenbedingungen, curriculare Rahmenbedingungen und Grundsatzerklärungen seitens der Weltgesundheitsorganisation (WHO) bereits erfolgt (s. Abb. 5).

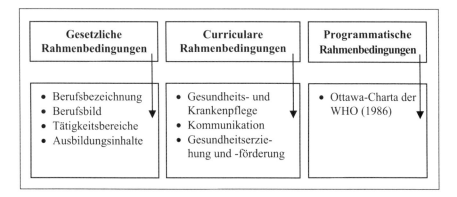

Abb. 5: Rahmenbedingungen für Beratung, insbesondere Gesundheitsberatung in der Pflege

Die mit den geschaffenen Rahmenbedingungen in Verbindung stehenden Konsequenzen, nämlich die im Praxisfeld stehenden Pflegepersonen für Beratung zu qualifizieren, sind ausgeblieben. Das seit 1999 in Österreich bestehende Curriculum der Grundausbildung (Gehobener Dienst für Gesundheits- und Krankenpflege) positioniert Beratung, insbesondere Gesundheitsberatung, als integralen, im Rahmen der Pflegehandlungen ablaufenden Prozess. Im Gegensatz dazu fasst die vorliegende Publikation Beratung, insbesondere Gesundheitsberatung in der Pflege als „herausgehobene" eigenständige, von einem konkreten Beratungsbedarf ausgehende, patientenbezogene Beratungsleistung auf (s. Kap. 1.3.1).

2.2 Rahmenbedingungen von Beratung

2.2.1 Gesetzliche Rahmenbedingungen

Die Voraussetzung für Beratung, insbesondere Gesundheitsberatung in der Pflege bildet die Neuregelung des „Gesundheits- und Krankenpflegegesetzes" (GuKG) aus dem Jahre 1997. Als zentraler Inhalt wurde erstmals als Aufgabenbereich der Pflege neben der Wiederherstellung der Gesundheit des Menschen auch die Aufrechterhaltung und Förderung von Gesundheit definiert (vgl. Hausreither 1998, S. 28–35).

2.2.1.1 Berufsbezeichnung

Um den Aspekt der Gesundheitspflege zu integrieren, wurde die Bezeichnung der Berufsgruppe geändert. Der vormalige Krankenpflegefachdienst erhielt die Neubezeichnung „Gehobener Dienst für Gesundheits- und Krankenpflege". Explizit wird unter § 12, Abs. 1, angeführt, dass jene Personen, die aufgrund des vormaligen Krankenpflegegesetzes die Ausbildung in der allgemeinen Krankenpflege absolviert haben, aufgrund der Neuregelung berechtigt sind, die neue Berufsbezeichnung zu führen (vgl. BGBl. Nr. 108/1997, S. 1.284). Die neue Berufsbezeichnung wurde von Berufsangehörigen unabhängig von der Frage übernommen, ob und in welchem Ausmaß Weiterbildungsinhalte zum Thema „Gesundheit" vermittelt werden müssen. Dieser Aspekt ist für das vorliegende Ausbildungscurriculum von besonderer Relevanz.

2.2.1.2 Berufsbeschreibung

Das GuKG verweist unter § 11, Abs. 1 und 2, dass der Gehobene Dienst für Gesundheits- und Krankenpflege der pflegerische Teil der gesundheitsfördernden, präventiven, diagnostischen, therapeutischen und rehabilitativen Maßnahmen zur Erhaltung oder Wiederherstellung der Gesundheit und zur Verhütung von Krankheiten ist. Zusätzlich umfasst er die Pflege und Betreuung von Menschen aller Altersstufen bei körperlichen und psychischen Erkrankungen, die Pflege behinderter Menschen, schwer Kranker und Sterbender sowie die pflegerische Mitwirkung an der Rehabilitation, der primären Gesundheitsversorgung, der Förderung der Gesundheit und der Verhütung von Krankheiten im intra- und extramuralen Bereich (vgl. BGBl. Nr. 108/1997, S. 1.284).

Fassbinder/Lust (1997) vermerken dazu: Die erstmalige gesetzliche Verankerung von Gesundheitsförderung, Prävention und Rehabilitation ist notwendig geworden, weil in einem modernen Gesundheitswesen diesem Bereich der gleiche Stellenwert wie kurativen Maßnahmen zukommen sollte. Dies wird auch von der WHO für alle Mitgliedsländer empfohlen (vgl. Hausreither 1998, S. 36; Fassbinder/Lust 1997, S. 37).

2.2.1.3 Tätigkeitsbereiche

In der Darstellung der Tätigkeitsbereiche unterscheidet das GuKG zwischen eigenverantwortlichen, mitverantwortlichen sowie interdisziplinären Tätigkeitsbereichen. In der folgenden Darstellung werden nur beratungsrelevante Aspekte aufgegriffen.

Im **eigenverantwortlichen** Tätigkeitsbereich ist unter § 14, Abs. 2, Z. 6, die „Information über Krankheitsvorbeugung und Anwendung von Gesundheitsfördernden Maßnahmen" festgelegt (vgl. BGBl. 108/1997, S. 1.285). In den Erläuterungen dazu wird festgehalten, dass das Vermitteln von Informationen über Krankheitsvorbeugung und Setzen von Maßnahmen zur Gesundheitsförderung, soweit es sich um den pflegerischen Bereich handelt, nur dem Gehobenen Dienst der Gesundheits- und Krankenpflege vorbehalten ist. Weitere Informationen über Krankheitsvorbeugung und gesundheitsfördernde Maßnahmen bedürfen der Zusammenarbeit mit anderen Gesundheitsberufen und fallen in den interdisziplinären Tätigkeitsbereich (vgl. Fassbinder/Lust 1997, S. 41–43).

Im **mitverantwortlichen** Tätigkeitsbereich finden sich keine Angaben zur Beratung, insbesondere Gesundheitsberatung in der Pflege.

Im **interdisziplinären** Tätigkeitsbereich wurde nicht nur dem Teamgedanken, sondern auch der „Schnittstellenfunktion" von Angehörigen des Gehobenen Dienstes der Gesundheits- und Krankenpflege in der Koordination und Beratung bei der Entlassung von Patienten aus dem Krankenhaus Rechnung getragen. Explizit werden unter § 16, Abs. 3, Z. 1 bis 4, folgende beratungsrelevante Tätigkeiten angeführt: Mitwirkung bei Maßnahmen zur Verhütung von Krankheiten und Unfällen sowie zur Erhaltung und Förderung von Gesundheit, Gesundheitsberatung sowie Beratung und Sorge für die Betreuung während und nach einer physischen oder psychischen Erkrankung (vgl. BGBl. Nr. 108/1997, S. 1.285). Im interdisziplinären Tätigkeitsbereich sind Angehörige des Gehobenen Dienstes der Gesundheits- und Krankenpflege gleichberechtigte Teammitglieder, wobei sie Vorschlags- und Mitentscheidungsrecht sowie

Durchführungsverantwortung für alle pflegerischen Maßnahmen haben. Hausreither (1998) vermerkt dazu:

> „Im Gesamtrahmen aller Gesundheitsbezogenen Maßnahmen arbeiten Angehörige des Gehobenen Dienstes für Gesundheits- und Krankenpflege mit anderen Gesundheitsberufen und -diensten zusammen, um die gesellschaftspolitischen Erfordernisse der Förderung von Gesundheit, der Vermeidung von Krankheiten [...] sicherzustellen" (Hausreither 1998, S. 36).

Zum Thema Gesundheitsberatung findet sich in der Regierungsvorlage noch folgende Anmerkung:

> „Die Gesundheitsberatung erhält im Rahmen der Gesundheitsförderung eine immer wichtigere Rolle. Pflegepersonen sollen mit ihren Erfahrungen und ihrem Wissen aus der Pflege dazu beitragen, Informationen über positive und negative Auswirkungen von Verhaltensweisen sowie über Möglichkeiten der Betreuung zu erteilen" (Faßbinder/Lust 1997, S. 48).

2.2.1.4 Ausbildungsinhalte

Das GuKG führt unter § 42 folgende Unterrichtsfächer an, welche einen unmittelbaren Bezug zur Beratung, insbesondere Gesundheitsberatung in der Pflege einnehmen: Gesundheits- und Krankenpflege, Gesundheitsförderung und Gesundheitserziehung sowie Kommunikation (s. Kap. 2.2.2.1).

2.2.2 Curriculare Rahmenbedingungen

Basis und Ausgangspunkt für ein neues Curriculum war das im Jahr 1997 in Kraft getretene Bundesgesetz des Gehobenen Dienstes für Gesundheits- und Krankenpflege. Die Curriculumsentwicklung verlief in fünf Phasen innerhalb eines Zeitraumes von fünf Jahren und wurde durch das Österreichische Bundesinstitut für Gesundheitswesen (ÖBIG) erstellt und 2004 herausgegeben. Auftraggeber war das damalige Bundesministerium für Arbeit, Gesundheit und Soziales (BMAGS). Sowohl das Kernteam wie auch das Koordinationsteam innerhalb der Bundesländer setzten sich aus Berufsangehörigen zusammen (vgl. Österreichisches Bundesinstitut für Gesundheitswesen – Offenes Curriculum III 2000, S. 5).

Eine Evaluation und evaluative Konsequenzen im Sinne einer Überarbeitung sind zu den Unterrichtsfächern erfolgt. Die Evaluation wurde anhand einer Befragung durchgeführt, welche an die primäre Zielgruppe der Lehrer für Gesundheits- und Krankenpflege (LGuK) und Schuldirektoren gerichtet war. Das Produkt versteht sich als „offenes Curriculum", welches die Grobzielebene festlegt (vgl. Österreichisches Bundesinstitut für Gesundheitswesen – Offenes Curriculum III 2000, S. 5–9). In der Begriffsfassung nach Schwendenwein (1998) entspricht das Curriculumsprodukt einem „Minimalcurriculum", welches eine Liste prioritätsmarkierter, einfach sequenzierter und inhaltsbeschriebener Lernziele auf Grobzielniveau aufweist (vgl. Schwendenwein 1998, S. 73).

2.2.2.1 Unterrichtsfach „Gesundheitserziehung und Gesundheitsförderung"

Mit der gesetzlichen Verankerung des Unterrichtsfaches „Gesundheitserziehung und Gesundheitsförderung, einschließlich Arbeitsmedizin" im GuKG (1997) wurde den Forderungen eines modernen Gesundheitswesens, welches gesundheitsfördernden Maßnahmen den gleichen Stellenwert wie kurativen Maßnahmen zuordnet, Rechnung getragen (vgl. Fassbinder/Lust 1997, S. 37). Zwei von acht im Curriculum angeführte Themenschwerpunkte beziehen sich auf „Methoden der Gesundheits-Bedarfsermittlung und Gesundheitsberatung" und verweisen in den Grobzielen auf Ermittlung des Informations- und Beratungsbedarfes bei Zielgruppen der Pflege sowie auf die Durchführung eines Beratungsgespräches. Da für den Themenschwerpunkt „Arbeitsmedizin" bereits acht Unterrichtseinheiten (UE) vorgesehen sind, bleiben für die restlichen acht Themenschwerpunkte bescheidene zwölf Unterrichtseinheiten übrig (vgl. Österreichisches Bundesinstitut für Gesundheitswesen – Offenes Curriculum II 1999, S. 1–2).

2.2.2.2 Unterrichtsfach „Kommunikation"

Mit der gesetzlichen Verankerung des Unterrichtsfaches „Kommunikation, Konfliktbewältigung, Supervision und Kreativitätstraining" im GuKG (1997) wurde erstmals kommunikationswissenschaftlichen Lehrinhalten Rechnung getragen. In der evaluierten Curriculumsvorlage nimmt das dritte Abj. einen expliziten Bezug zur Beratung ein. Der Umfang empfohlener Lehrinhalte der bestehenden Curriculumsvorlage zum Thema „Beratung und Anleitung" ist in dem zur Verfügung stehenden Zeitrahmen nicht vermittelbar. Die für Beratung erforderlichen Gesprächstechniken bleiben unerwähnt.

2.2.2.3 Unterrichtsfach „Gesundheits- und Krankenpflege"

Mit der gesetzlichen Verankerung des Unterrichtsfaches „Gesundheits-
und Krankenpflege" im GuKG (1997) wurde im Vergleich zum KPG
(1973) nicht nur eine Anhebung des Stundenausmaßes, sondern auch eine
Veränderung des pflegetheoretischen Bezugsrahmens vollzogen. Das
Pflegeverständnis und das dahinter stehende Menschenbild, Gesundheits-
und Krankheitsverständnis sowie das Verständnis von Umge-
bung/Mitwelt wurden darin neu begründet (vgl. Österreichisches Bundesinstitut für Gesundheitswesen – Offenes Curriculum III 2000, S. 17). In
der evaluierten Curriculumsvorlage nimmt das dritte Ausbildungsjahr einen expliziten Bezug zur Beratung ein.

2.2.2.4 Fazit

Das bestehende Curriculum zeigt zwar die Absicht auf, Beratung in der
Pflege zu verankern, jedoch werden für die Zielvorgaben nicht die entsprechenden Zeitressourcen zur Verfügung gestellt. Eine sinnvolle didaktisch-methodische Aufbereitung des Themas ist unter diesen Bedingungen nicht möglich. Zudem findet sich das Thema partikulär innerhalb von
drei Unterrichtsfächern aufgesplittert.

2.2.3 Programmatische Rahmenbedingungen

Vor dem Hintergrund eines zunehmenden Interesses an einer „New Public-Health" (Neue öffentliche Gesundheit) veranstaltete die WHO im Jahr
1986 gemeinsam mit der „Canadian Public-Health Association" in Otta-
wa/Kanada die erste internationale Konferenz zur Gesundheitsförderung.
Sie war eine Antwort auf neue Bewegungen für die Gesundheit in der
ganzen Welt, befasste sich jedoch vorrangig mit Erfordernissen in Indust-
rieländern. Darin wird Gesundheitsförderung als Prozess verstanden, welcher den Menschen ein höheres Maß an Selbstbestimmung für die Gesundheit ermöglichen soll. Mit diesem Dokument wurde die sozial-
ökonomische Sichtweise in der Gesundheitsförderung und Prävention als
neues „Paradigma" präsentiert. Zugleich wurden Handlungsstrategien
formuliert, wobei eine davon explizit die „Vermittlung gesundheitsfördernder Maßnahmen" fordert. Die damit im Zusammenhang stehende be-
sondere Verantwortung wird Mitarbeitern des Gesundheitswesens, demnach auch Pflegepersonen, zugeordnet. Eine weitere Forderung wird in
Veränderungen der Weiterbildung sowie gesundheitsbezogener For-

schung gesetzt. Das Handlungsfeld Gesundheitsförderung wird zusätzlich noch durch korrespondierende Aktionsfelder definiert. Daraus geht hervor, dass durch „Information und gesundheitliche Bildung" Menschen befähigt werden sollen, mehr Einfluss auf ihre persönliche Gesundheit und Lebenswelt auszuüben. Vor diesem Hintergrund findet Beratung, insbesondere Gesundheitsberatung in der Pflege als gesundheitsfördernde Strategie statt (vgl. www.who.dk)

2.3 Vorbemerkungen zum vorliegenden Curriculumskonzept

2.3.1 Allgemeine Erläuterungen zur Curriculumskonstruktion

In der beruflichen Qualifizierung ist ein Ausbildungscurriculum zur sicheren Erreichung von Gesamtqualifikationen eine absolute Notwendigkeit. Nach Schwendenwein (1998) ist ein Ausbildungscurriculum für Allgemeinbildung oder berufliche Bildung eine inhaltlich aufeinander aufbauende Darstellung des beabsichtigten Unterrichtes in einem oder mehreren Themenbereichen. Im Gegensatz zu Rahmenlehrplänen, welche nur Stoffvorgaben besitzen, erfüllt ein fachspezifisches und gleichzeitig bereits bewährtes Curriculum den Charakter einer makrostrukturellen Unterrichtsmethode und ermöglicht daher auch unerfahrenen Lehrpersonen eine optimale Vorgabe und Hilfestellung für die Vorbereitung, Planung und Durchführung der beabsichtigten Unterrichtssequenzen (vgl. Schwendenwein 1998, S. 69).

Grundsätzlich kann eine Curriculumsentwicklung entweder als Fremdvorgabe durch eine Curriculumskommission oder als Eigenprodukt durch eine Lehrperson oder Lehrerteams erfolgen.

2.3.2 Zum vorliegenden Curriculum

Als geeignete Curriculumsvariante für dieses Curriculumskonzept wurde das **Integrierte Ausbildungscurriculum** ausgewählt. Dieser Curriculumsvariante werden curriculare Präliminarien vorangestellt, die zur Sicherstellung einer einheitlichen und optimalen Entwicklung (künftiger) Pflegepersonen dienen. Durch Integrierte Ausbildungscurricula wird versucht, eine arbeitsteilige Trennung von Theorie und Praxis aufzuheben, um gleichzeitig auf eine rationelle, zielführende und Kosten sparende Qualifizierung abzuzielen. Für die Vermittlung eines Integrierten Ausbildungscurriculums vorgesehene Lehrpersonen müssen Kompetenzen für beide Seiten der Ausbildung aufweisen. Gegebenenfalls sind zusätzlich zu den allgemeinen didaktischen Grundsätzen fachdidaktische Hinweise sowohl im fachpraktischen wie auch im fachtheoretischen Teil jedes Lernzieles zu formulieren. Darüber hinaus stellen Ausbildungscurricula die notwendige Voraussetzung zur Qualitätssicherung dar und sind nach erfolgter Evaluation ein wesentliches Element der Qualitätsverbesserung (vgl. Jagos 2001, S. 16 u. 28).

Um die Auswahl der gewählten Curriculumsvariante nachvollziehbar zu machen, werden im Folgenden Curriculumsvarianten definiert. Zusätzlich wird darauf hingewiesen, dass für die vorliegende Curriculumskonstruktion die Bezeichnung „(künftige) Pflegepersonen" verwendet wird, die sowohl diplomierte Pflegepersonen als auch Krankenpflegeschüler als „künftige" Pflegepersonen berücksichtigt.

2.3.3 Curriculumsvarianten

Schwendenwein (1998) beschreibt fünf unterrichtsfachspezifische Curriculumsvarianten. Unter einem **offenen Curriculum** versteht man eine Reihung der Lernziele nach inhaltsbezogenem Voraussetzungsprinzip ohne Beschreibung der Lehrinhalte. Im Gegensatz zum offenen Curriculum handelt es sich beim **Minimalcurriculum** um eine Auflistung prioritätsmarkierter und inhaltsbeschriebener Lernziele (mindestens auf Grobzielniveau) eines Unterrichtsfaches oder Ausbildungsabschnittes. Ein **Einfachcurriculum** weist zusätzlich zur Prioritätenreihung und Inhaltsbeschreibung fachdidaktische Hinweise bezüglich Medieneinsatzes, didaktischer Lernorte, didaktischer Vermittlungselemente (z.B. Einzelarbeit) und didaktischer Verknüpfungsanleitungen auf. Im fachpraktischen Sequenzelement werden ferner auch die zu erwartenden Hauptfehler im Vermittlungsprozess sowie die didaktischen Interventionsmöglichkeiten angeführt. Ein **Standardcurriculum** besteht aus zwei oder mehreren Themenbereichen, wobei jeder Themenbereich durch ein Strukturziel – inklusive Kommentar – gekennzeichnet ist. Ein **Integriertes Ausbildungscurriculum** beinhaltet ein Einfach- oder Standardcurriculum, das aus curricularen Sequenzelementen besteht, welche explizit sowohl kognitive als auch motorische Ansprüche stellen (vgl. Schwendenwein 1998, S. 72–81).

2.4 Curriculare Präliminarien

Die jedem Curriculumskonzept voranzustellenden curricularen Präliminarien (Einleitungen) setzen sich aus folgenden Elementen zusammen: Ausbildungsphilosophie, generelle Leitziele, Bedeutung einzelner Unterrichtsinhalte in der Fächerkonfiguration, allgemeine didaktisch-methodische Grundsätze, allgemeine und spezielle Fähigkeiten und Stundentafel zusammen (s. Abb. 6). Sie sind Ausgangspunkt der Sicherstellung einer einheitlichen und nachvollziehbaren Entwicklung von Auszubildenden.

2.4.1 Bildungseinrichtungsspezifische Ausbildungsphilosophie

Unter bildungseinrichtungsspezifischer Ausbildungsphilosophie wird die freiwillige oder öffentliche Vorgabe bestimmter handlungsleitender, wertbezogener Grundsätze und Verhaltensmuster durch eine (Aus-)Bildungseinrichtung verstanden.

Bildungseinrichtungen mit annähernd gleichen organisatorischen Rahmenbedingungen können sich durch eine bildungseinrichtungsspezifische Ausbildungsphilosophie voneinander abheben und unterschiedliche Akzentuierungen vorgeben. Eine spezifische Profilierung einer Bildungseinrichtung gelingt dann, wenn wertorientierte Grundsätze und Verhaltensmuster bottom-up (aus dem Lehrerkollegium heraus) entwickelt werden und damit eher Akzeptanz finden. Sie werden somit zu verbindlichen Maßstäben für das Handeln einzelner Lehrpersonen (vgl. Schwendenwein 1998, S. 332–333).

Im vorliegenden Curriculum zählen zu den Grundlagen bzw. konstituierenden Säulen einer (Aus-)Bildungsphilosophie das explizit formulierte Menschenbild, das Bildungsverständnis, das Gesundheits- und Krankheitsverständnis und das Pflegeverständnis.

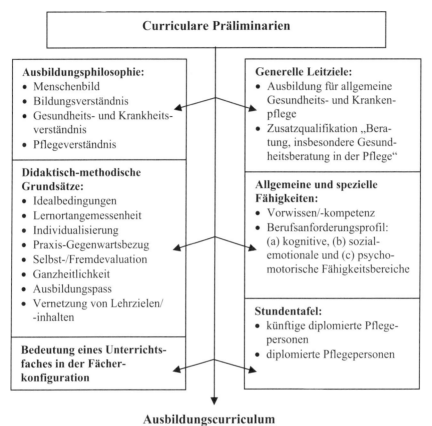

Curriculare Präliminarien

Ausbildungsphilosophie:
- Menschenbild
- Bildungsverständnis
- Gesundheits- und Krankheitsverständnis
- Pflegeverständnis

Didaktisch-methodische Grundsätze:
- Idealbedingungen
- Lernortangemessenheit
- Individualisierung
- Praxis-Gegenwartsbezug
- Selbst-/Fremdevaluation
- Ganzheitlichkeit
- Ausbildungspass
- Vernetzung von Lehrzielen/-inhalten

Bedeutung eines Unterrichtsfaches in der Fächerkonfiguration

Generelle Leitziele:
- Ausbildung für allgemeine Gesundheits- und Krankenpflege
- Zusatzqualifikation „Beratung, insbesondere Gesundheitsberatung in der Pflege"

Allgemeine und spezielle Fähigkeiten:
- Vorwissen/-kompetenz
- Berufsanforderungsprofil: (a) kognitive, (b) sozial-emotionale und (c) psycho-motorische Fähigkeitsbereiche

Stundentafel:
- künftige diplomierte Pflegepersonen
- diplomierte Pflegepersonen

Ausbildungscurriculum

Abb. 6: Curriculare Präliminarien

2.4.1.1 Menschenbild

Ein Menschenbild beschreibt die einer Disziplin zugrunde liegende Sichtweise vom Menschen. Der Zusatzqualifikation Beratung, insbesondere Gesundheitsberatung in der Pflege liegt ein Menschenbild zugrunde, in dem die Individualität des Menschen zentrale Beachtung findet. Beratungsaktivitäten werden in einfühlsamer Weise der individuellen Situation des Menschen angepasst – mit der Bedeutung, dass vorhandene Fähigkeiten, Fertigkeiten und Ressourcen (z.B. Umwelt) des einzelnen Menschen in Entscheidungen miteinbezogen werden. Jedem einzelnen Menschen muss dabei das Gefühl vermittelt werden, dass seine Entscheidungen wichtig sind und er damit auch Verantwortung trägt.

2.4.1.2 Bildungsverständnis

Für das vorliegende Curriculum wird das Bildungsverständnis nach Schwendenwein (1998) aufgegriffen, welches in Anlehnung an die Zweikomponententheorie nach Spranger (1920) eine Trennung zwischen formaler und materialer Bildung vornimmt.

Materiale Bildungsaufgaben finden im Rahmen eines Unterrichtsfaches durch stoffliche Vorgaben bzw. Lehr-/Lerninhalte, welche seitens der Lehrpersonen vermittelt werden, statt. Der Grad der „pädagogisierten Vermittlung" ist dabei entscheidend. Während im tertiären Bildungssektor bzw. in Weiterbildungseinrichtungen eine geringgradig pädagogisierte Vermittlung (z.B. Lehrervortrag) ausreicht, ist für heranwachsende Lerner eine höhergradig (z.B. Sekundarstufe 2) bzw. hochgradig (z.B. Sekundarstufe 1) pädagogisierte Vermittlung anzustreben. Beschränkt sich Unterricht lediglich auf Stoffvermittlung, liegt „Didaktischer Materialismus" vor.

Formale Bildungsaufgaben umfassen die bestmögliche Förderung und Entwicklung bestimmter Fähigkeiten (z.B. mit Menschen kooperieren können, mit Menschen kommunizieren können, vernetzt denken können). Die heutige Literatur erfasst den Begriff „Fähigkeiten" häufig als „Schlüsselqualifikationen". Wird die Förderung von Fähigkeiten in das Zentrum der Bildungsbemühungen von Lehrpersonen gestellt, findet „Didaktischer Formalismus" statt.

Schwendenwein empfiehlt, ab der Sekundarstufe 2 in der Einführungsphase mit didaktischem Formalismus zu beginnen, der in einen ausbalancierten Bildungsprozess übergeht und in einer zwei- bis dreijährigen Phase im Didaktischen Materialismus mündet (vgl. Schwendenwein 1998, S. 311–315).

Schwendenwein trifft eine weitere Unterscheidung zwischen Bildung als Produkt, welches Menschen zu einer sinnerfüllten und sozial verantwortlichen Lebensbewältigung befähigen soll, und Bildung als lebenslangem Prozess, welcher den ursprünglich erreichten Bildungsstatus erweitert und bereichert (vgl. Schwendenwein 1998, S. 334).

2.4.1.3 Gesundheits- und Krankheitsverständnis

Das biopsychosoziale Gesundheitsverständnis geht davon aus, dass zusätzlich zu den biologischen Aspekten (Biomedizinisches Gesundheitsverständnis) psychosoziale Aspekte Berücksichtigung finden müssen. Der Mensch ist nicht nur ein (biologischer) Körper, sondern er nimmt zu seinem Körper erlebend, kognitiv und emotional Stellung. Die Wechselbeziehungen zwischen der biologischen Natur, psychosozialen Natur und Umweltbeziehung bilden den Kern dieses Ansatzes, wobei psychosoziale Gesichtspunkte nicht additiv den biologischen hinzugefügt werden, sondern in ein ganzheitliches Modell integriert werden. Dieses Modell entspricht dem Übergang von einer krankheitsorientierten zu einer patientenorientierten Sichtweise (vgl. Magistrat der Stadt Wien – Wiener Gesundheits- und Sozialsurvey 2003, S. 46).

Wie Liebminger (2001) verdeutlicht, geht es heute nicht mehr um ein negativ von Krankheit her definiertes Gesundheitsverständnis (Gesundheit ist „Abwesenheit von Krankheit"), sondern um eine Orientierung an positiven Lebenserscheinungen. Zusätzlich zum „inklusiven Denken", welches den seelischen, geistigen, sozialen und ökologischen Lebensbereich impliziert, wird Gesundheit als dynamisches, prozesshaftes Geschehen, als Ausdruck der inneren Haltung eines Menschen verstanden. Es hat also bereits eine Reformierung des stark negativen, exklusiv organbezogenen und statischen Gesundheitsverständnisses hin zu einem positiven, inklusiven und dynamischen Gesundheitsverständnis stattgefunden (vgl. Liebminger 2001, S. 17).

2.4.1.4 Pflegeverständnis

Für das vorliegende Curriculum bildet Orems (1997) Metaparadigma der Pflege und „Allgemeine Theorie der Pflege" den Bezugsrahmen für das Pflegeverständnis. Hervorzuheben ist die Berücksichtigung des eigenverantwortlichen Handelns und der Autonomie des Patienten in seiner Selbstpflege sowie die klare Abgrenzung zwischen Selbstpflege, Laienpflege und professioneller Pflege durch Pflegepersonen.

2.4.2 Generelle Leitziele

Unter generellen Leitzielen sind die Erwartungen des Gesetzgebers und/oder der Ausbildungsverantwortlichen im Rahmen einer Ausbildung bzw. eines Ausbildungsabschnittes mit erfolgreichem Ausbildungsabschluss zu verstehen (vgl. Schwendenwein 1998, S. 70).

Das generelle Leitziel in der allgemeinen Gesundheits- und Krankenpflege wird durch die im GuKG 1997 formulierten Tätigkeitsbereiche (eigenverantwortlich, mitverantwortlich, interdisziplinär) und den in der Ausbildungsverordnung (GuK-AV 1999) angeführten Ausbildungszielen untermauert. Die einzelnen Tätigkeitsbereiche wurden unter Bezugnahme auf die Beratung, insbesondere Gesundheitsberatung in der Pflege bereits in den Rahmenbedingungen für Beratung ausformuliert. Im Folgenden werden Leitziele für das vorliegende Ausbildungscurriculum neu definiert (s. Merkkasten).

Leitziel für Beratung, insbesondere Gesundheitsberatung in der Pflege

Krankenpflegepersonen verfügen nach Absolvierung der Zusatzqualifikation über
(1) Beratungskompetenzen und Methoden zur zweckhaften Umsetzung von Beratung, insbesondere Gesundheitsberatung in der Pflege. Die Entwicklung von (1) Beratungskompetenzen steht im Zusammenhang mit Erwartungen, (a) grundlegende Gesprächsfertigkeiten zu praktizieren und (b) diese in einen prozesshaft ablaufenden Beratungsverlauf zu integrieren.
(2) Das Umsetzen des Beratungsprozesses erfordert die Verknüpfung mit Fachwissen im Kontext der Gesundheits- und Krankenpflege.

2.4.3 Bedeutung einzelner Unterrichtsfächer in der Fächerkonfiguration

Vor allem im Bereich beruflicher Ausbildung muss ein Ausbildungscurriculum klarstellen, welche Positionierung und welchen Stellenwert das jeweilige Unterrichtsfach für den Berufsvollzug darstellt. Diese Klarstellung zielt darauf ab, eine Überforderung der Lernenden durch übermäßige Wichtigkeitszuschreibungen von Lehrpersonen zum Unterrichtsfach oder Unterbewertungen eines für den späteren Berufsvollzug wichtigen Unterrichtsfaches entgegenzuwirken (vgl. Schwendenwein 1998, S. 70).

Das vorliegende Ausbildungscurriculum mit dem Ziel einer Zusatzqualifikation nimmt für (künftige) Pflegepersonen additiven Stellenwert hinsichtlich der Vermittlung materialer und formaler Schlüsselqualifikationen ein. Es stellt somit über die erreichte Gesamtqualifikation von diplomierten Gesundheits- und Krankenpflegepersonen hinaus ein zusätzliches Fähigkeiten- und Fertigkeitenpotenzial dar.

2.4.4 Allgemeine didaktisch-methodische Grundsätze

Allgemeine didaktisch-methodische Grundsätze umfassen Richtlinien oder Vorgaben, die von jeder Lehrperson bei der Vermittlung der curricularen Lehr-/Lernziele zur Erreichung der geforderten Gesamtqualifikation umgesetzt werden müssen.

Didaktisch-methodische Grundsätze dienen Lehrpersonen zur Orientierung und Hilfe bei der Planung, Gestaltung und Evaluation der Unterrichts- sowie Erziehungsarbeit. Sie dienen für die Vermittlung allgemein bildender und fachtheoretischer Lehr-/Lerninhalte als Soll-Vorgabe, für die Vermittlung von fachpraktischen Inhalten als Muss-Vorgabe (vgl. Schwendenwein 1998, S. 58). Während allgemeine didaktisch-methodische Grundsätze lernziel- bzw. fächerübergreifenden Charakter besitzen, gelten spezielle didaktisch-methodische (fachpraktische) Grundsätze jeweils nur für ein bestimmtes Unterrichtsfach oder bloß für die Vermittlung einzelner curricularer Lernziele (vgl. Schwendenwein 1998, S. 70–71).

Zusätzlich zu den gängigen didaktisch-methodischen Grundsätzen (z.B. Veranschaulichung, Vereinfachung, Begründungspflicht, Aktualität, pädagogische Beharrlichkeit und inhaltliche Komplementarität) sind für die Umsetzung des Integrierten Ausbildungscurriculums noch weitere didaktisch-methodische Grundsätze von Bedeutung: Idealbedingungen, Lernortangemessenheit, Individualisierung, Praxis- und Gegenwartsbezug, lernzielorientierte Selbst- und Fremdevaluation, Ganzheitlichkeit, Anwendung des fachtheoretischen bzw. fachpraktischen Ausbildungspasses und Vernetzung von Lehr-/Lernzielen mit bereits vermittelten und beherrschten Lehrinhalten. Sie werden im Folgenden ausformuliert.

2.4.5 Zu erwerbende allgemeine und spezielle Fähigkeiten

Jede Curriculumsvariante erfordert unabhängig von den in den curricularen Lernzielen jeweils taxonomisch genannten Lernzielfähigkeiten eine Auflistung jener Fähigkeiten, welche unbedingt (Formalfundamentum) und gegebenenfalls (Formaladditum) von der Lehrperson zu fördern sind. Das Formalfundamentum repräsentiert die unverzichtbaren, elementaren Schlüsselqualifikationen für den Berufsvollzug (vgl. Schwendenwein 1998, S. 70).

Da es sich im vorliegenden Ausbildungscurriculum um eine Zusatzqualifikation handelt, müssen spezifische, für Beratung, insbesondere Gesundheitsberatung in der Pflege zu entwickelnde Fähigkeiten (Teilkompetenzen) definiert werden. Die Gesamtanforderungen an einen Beruf werden als Berufsanforderungsprofil dargestellt.

2.4.5.1 Berufsanforderungsprofil

Nach Schwendenwein umfasst das Berufsanforderungsprofil die Gesamtheit aller materialen, formalen und körperlichen Mindestkriterien für bestimmte Berufe (vgl. Schwendenwein 1998, S. 347–348).

Die nachfolgende Darstellung beschreibt ein Berufsanforderungsprofil für (künftige) Pflegepersonen, welches körperliche Eignungsvoraussetzungen, eher stabile Eigenschaften, Teilkompetenzen des affektivsozialen und kognitiven Fähigkeitsbereiches sowie berufsspezifische Fertigkeiten beschreibt. Der Ausprägungsgrad wird jeweils im Anschluss (s. Abb. 7–9) verdeutlicht.

I   Körperliche Eignungsvoraussetzungen als Qualifizierungsanforderungen

1. Funktionstüchtigkeit des gesamten Bewegungsapparates
2. Intaktheit der Stimmbänder
3. Intaktheit der Seh- und Hörwahrnehmung
4. resistentes Nervensystem
5. resistente Immunabwehr

II   Definitionen eher stabiler Eigenschaften (Teilkompetenzen)

A. **Teilkompetenz „Logisch-analytisch denken können".** Damit ist die Fähigkeit der (künftigen) Pflegeperson gemeint, das Eingrenzen-, Ordnen-, Unterscheiden-, Rückschließen-, Folgern-, Hypothesenbilden-, Überprüfen- und Urteilenkönnen über eine Fülle an Informationen.

B. **Teilkompetenz „Einfühlungsvermögen zeigen können".** Damit ist die Fähigkeit der (künftigen) Pflegeperson gemeint, sich in die Problemsituation des Patienten einzufühlen bzw. hineinzuversetzen, um fremdes Erleben und Gefühle nachvollziehen und Verhaltensweisen verstehen zu können.

C. **Teilkompetenz „Lernbereitschaft zeigen können".** Damit ist die Fähigkeit der (künftigen) Pflegeperson gemeint, dem hohen Stellenwert kontinuierlicher eigener Weiterbildung entsprechend Raum zu verschaffen, um spezifischen Beratungsansprüchen gerecht werden zu können.

D. **Teilkompetenz „Verantwortung tragen können".** Damit ist die Fähigkeit der (künftigen) Pflegeperson gemeint, für alle vollzogenen, aber auch unterlassenen Vermittlungsbemühungen im Rahmen des Beratungsprozesses eine moralische Verpflichtung übernehmen zu können.

E. **Teilkompetenz „Selbstständig im Berufsvollzug sein können".** Damit ist die Fähigkeit der (künftigen) Pflegeperson gemeint, selbstgeleitet und ohne fremde Unterstützung sowie Kontrolle professionelle Beratungsaufgaben erbringen zu können, die über den Qualitätsmindeststandards liegen.

F. **Teilkompetenz „Psychische Stabilität besitzen".** Damit ist die Fähigkeit der (künftigen) Pflegeperson gemeint, seelisch-geistiges Belastbarkeitspotenzial sowie ggf. Copingstrategien einsetzen zu können, um den spezifischen Anforderungen in Beratungssituationen gerecht werden zu können.

G. **Teilkompetenz „Kontakte aufnehmen können".** Damit ist die Fähigkeit der (künftigen) Pflegeperson gemeint, eine offene, vorurteilsfreie Wesensart zu zeigen, um spontan mit anderen Menschen verbale und nonverbale Interaktionen aufbauen zu können.

H. **Teilkompetenz „Arbeitsbeziehungen herstellen können".** Damit ist die Fähigkeit der (künftigen) Pflegeperson gemeint, zwischenmenschliche Arbeitsbeziehungen auf Basis von Vertrauen und positiver Wertschätzung zu Patienten herstellen zu können.

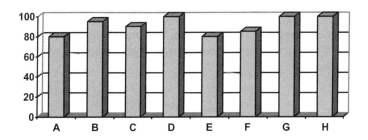

Abb. 7: Eigenschaften- bzw. Berufsanforderungsprofil als Eignungsvoraussetzungen für (künftige) Pflegepersonen

III Definitionen weiterentwickelbarer Teilkompetenzen als Eignungsvoraussetzungen für die Zusatzqualifikation „Beratung, insbesondere Gesundheitsberatung in der Pflege"

Affektiv-sozialer Fähigkeitsbereich

A1. **Teilkompetenz „Andere motivieren können".** Damit ist die Fähigkeit der (künftigen) Pflegeperson gemeint, Beratungsinhalte so zu vermitteln, dass beim Patienten Interesse und Antrieb für selbstständige Problemlösungen geweckt werden.

A2. **Teilkompetenz „Individuell fördern können".** Damit ist die Fähigkeit der (künftigen) Pflegeperson gemeint, sich in der Vermittlung von Beratungsinhalten an Gesundheitsressourcen und am momentanen Gesundheitszustand des Patienten zu orientieren, um der Individuallage des Patienten gerecht zu werden.

A3. **Teilkompetenz „Gespräche führen können".** Damit ist die Fähigkeit der (künftigen) Pflegeperson gemeint, verbal und nonverbal mit Patienten über Problemsituationen und deren Lösungen im Dialog kommunizieren zu können.

A4. **Teilkompetenz „Mit Emotionen umgehen können".** Damit ist die Fähigkeit der (künftigen) Pflegeperson gemeint, mit Gefühlen wie beispielsweise Niedergeschlagenheit, Ängstlichkeit, Verunsicherung des Patienten in der Beratungssituation konstruktiv umgehen zu können und in der Lage zu sein, Perspektiven zu einer Problemsituation zu schaffen.

A5. **Teilkompetenz „Selbstkritisch sein können".** Damit ist die Fähigkeit der (künftigen) Pflegeperson gemeint, Defizite in der Vermittlung von Beratungsinhalten mit ihren möglichen Konsequenzen zu erkennen.

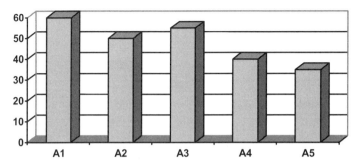

Abb. 8: Sozial-affektive Fähigkeiten für (künftige) Pflegepersonen

Kognitiver Fähigkeitsbereich

B1. **Teilkompetenz „Kognitive Flexibilität zeigen können".** Damit ist die Fähigkeit der (künftigen) Pflegeperson gemeint, sich in der Beratungssituation spontan an die individuelle Problemsituation des Patienten anzupassen – unter Verfolgung einer klaren Zielstellung.

B2. **Teilkompetenz „Beratungsbedarf einschätzen können".** Damit ist die Fähigkeit der (künftigen) Pflegeperson gemeint, sich während der „Erhebung pflegerelevanter Daten" (Pflegeanamnese) ein Bild über beratungsrelevante Problemsituationen sowie Ressourcen aus dem gewonnenen Datenmaterial (biologische, psychologische, soziale Bedürfniskategorien) zu machen und dieses Bild im Beratungsprozess zu integrieren.

B3. **Teilkompetenz „Beratungsprobleme erkennen und lösen können".** Damit ist die Fähigkeit der (künftigen) Pflegeperson gemeint, Zusammenhänge und Einflussfaktoren auf beratungsrelevante gesundheits- bzw. krankheitsbezogene Probleme zu erfassen und Schlüsselprobleme sowie deren Lösung in gemeinsamer Abstimmung mit dem Patienten herausarbeiten zu können.

B4. **Teilkompetenz „Beratung planen und vorbereiten können".** Damit ist die Fähigkeit der (künftigen) Pflegeperson gemeint, die Beratungssituation unter Beachtung umgebungsbezogener (z B. Räumlichkeit, Sitzordnung) sowie patientenbezogener (z B. Vorwissen, Krankheitsverarbeitung, Motivation) Rahmenbedingungen gestalten zu können.

B5. **Teilkompetenz „Beratung umsetzen können".** Damit ist die Fähigkeit der (künftigen) Pflegeperson gemeint, den geeigneten Beratungstyp im prozessualen Ablauf in Abstimmung mit dem Patienten umsetzen zu können.

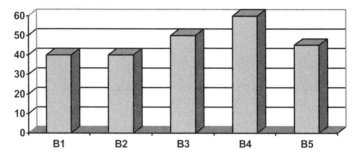

Abb. 9: Kognitive Fähigkeiten für (künftige) Pflegepersonen

IV Definitionen von zu beherrschenden Fertigkeiten für den Berufsvollzug

C1. **Teilkompetenz „Mündliche Sprachfertigkeit zeigen können".** Damit ist die Fertigkeit der (künftigen) Pflegeperson gemeint, zusätzlich zum Austausch von Informationen das exakte, treffsichere, klare Formulieren, nachvollziehbare Erklären und begründete Argumentieren von gesundheitsrelevanten Sachinhalten im Rahmen des Beratungsgespräches einbringen zu können.

C2. **Teilkompetenz „Gesprächstechniken praktizieren können".** Damit ist die Fertigkeit der (künftigen) Pflegeperson gemeint, beratungsrelevante Gesprächstechniken (z.B. aktives Zuhören, Fragenstellen, Konkretisieren) als spezifische Werkzeuge in verschiedenen Kombinationen im Beratungsprozess einsetzen zu können.

C3. **Teilkompetenz „Psychologische Gesprächsführung praktizieren können".** Damit ist die Fertigkeit der (künftigen) Pflegeperson gemeint, personenzentrierte Gespräche unter Vermittlung von Empathie, Echtheit und Akzeptanz zu führen, um die Wirkung und den Erfolg von Gesprächstechniken zu unterstützen sowie eine Vertrauensbasis zum Patienten zu schaffen.

C4. **Teilkompetenz „Individuell unterweisen bzw. anleiten können".** Damit ist die Fertigkeit der (künftigen) Pflegeperson gemeint, praktische Vermittlungsbemühungen im Rahmen des Beratungsprozesses auf den Patienten zu richten, um die Wiederherstellung von Selbstpflegekompetenzen (z.B. Körperpflege) und/oder Aneignung zusätzlicher Kompetenzen (Injektionstechnik, Stomaversorgung) unter Berücksichtigung der Individuallage (z.B. Ressourcen) zu gewährleisten.

C5. **Teilkompetenz „Mit EDV-Systemen umgehen können".** Damit ist die Fertigkeit der (künftigen) Pflegeperson gemeint, Grundkenntnisse im Umgang mit Hard- und Software zu besitzen, um Informationsmaterialien (z.B. Ernährungspläne, Bewegungsübungspläne) sowie Erinnerungshilfen (z.B. Stufenpläne, Merkzettel) herstellen und gestalten zu können sowie das Medium Internet für die Informationsrecherche (z.B. Suche nach Selbsthilfegruppen) einzusetzen.

2.4.5.2 Darstellung des Vorwissens

Die Vermittlung der Zusatzqualifikation „Beratung, insbesondere Gesundheitsberatung in der Pflege" erfolgt zu einem Zeitpunkt, zu dem umfassendes Vorwissen bereits vorliegt. Das Ziel ist Wissenstransfer und Vernetzung des Vorwissens mit spezifischem Beratungswissen, wobei sich das Vorwissen zwischen diplomierten Pflegepersonen (gem. BGBl. Nr. 634/1973) und künftigen Pflegepersonen (Personen in Gesundheits- und Krankenpflegeausbildung gem. BGBl. Nr. 108/1997) unterscheidet (vgl. Engel 2002, S. 32–36). Es wird im Folgenden im Vergleich dargestellt (s. Tab. 2 u. 3).

Tab. 2:   Vorwissen diplomierter Pflegepersonen (gem. KPG, BGBl. Nr. 634/1973)

Unterrichtsfächer	UE	in %
Medizinische Fächer	700	38,0
Pflegefächer	490	26,0
Allgemeine Fächer	500	27,0
Sozialwissenschaftliche Fächer	160	9,0
Summe	1.850	100,0

Tab. 3:   Vorwissen künftiger Pflegepersonen (gem. GKPG, BGBl. Nr. 108/1997)

Unterrichtsfächer	UE	in %
Medizinische Fächer	500	25,0
Pflegefächer	880	44,0
Allgemeine Fächer	400	20,0
Sozialwissenschaftliche Fächer	220	11,0
Anzahl der Unterrichtsstunden	2.000	100,0

Aus dem Wissensprofil werden konkrete Unterrichtsfächer herausgelöst, welche einen unmittelbaren beratungsrelevanten Vorwissensbezug aufweisen. Sie werden im Folgenden dargestellt und einem Vergleich unterzogen (s. Tab. 4 u. 5).

Tab. 4: Beratungsrelevantes Vorwissen diplomierter Pflegepersonen (gem. KPG, BGBl. Nr. 634/1973)

Unterrichtsfächer	UE
Gesundheitsförderung und -erziehung	–
Gesundheits- und Krankenpflege	490
Krankheitslehre inkl. Prävention	290
Kommunikation (integriert im Fach Psychologie)	60
Summe	840

Tab. 5: Beratungsrelevantes Vorwissen künftiger Pflegepersonen (gem. GUKG, BGBl. Nr. 108/1997)

Unterrichtsfächer	UE
Gesundheitsförderung und -erziehung	40
Gesundheits- und Krankenpflege	500
Krankheitslehre inkl. Prävention	360
Kommunikation	120
Summe	1.020

2.4.6 Stundentafel

Unter Stundentafel wird die tabellarische Darstellung der Unterrichtsfächer (Pflichtfächer, Freifächer) einer Qualifizierungseinrichtung mit Stundenausmaß pro Unterrichtsperiode verstanden, die gleichzeitig als Überblick für das zur Verfügung stehende Jahres- oder Wochenstundenkontingent dient.

Für die Zusatzqualifikation Beratung, insbesondere Gesundheitsberatung in der Pflege ist unter Berücksichtigung des unterschiedlichen Vorwissens zwischen der Stundentafel für künftige Pflegepersonen (Grundausbildung) und diplomierten Pflegepersonen zu unterscheiden. Hierbei handelt es sich nicht um Unterrichtsfächer im klassischen Sinn, sondern um nach dem Voraussetzungsprinzip aufeinander aufbauende Ausbildungsabschnitte innerhalb der Module. Sie werden im folgenden Entwurf (s. Tab. 6 u. 7) dargestellt.

Tab. 6: Stundentafel künftiger Pflegepersonen (gem. GuKG, BGBl.
Nr. 108/1997)

Modul	UE
Kommunikation (Modul 2):	
• Verbale und nonverbale Kommunikation	8
• Gesprächstechniken	12
Beratung und Beratungstypen (Modul 3):	
• Beratungsrahmen	6
• Beratungssituation	4
• Beratungstypen	20
Summe	**50**

Tab. 7: Stundentafel diplomierter Pflegepersonen (gem. KPG, BGBl. Nr.
634/1973)

Modul	UE
Gesundheit (Modul 1):	
• Gesundheitsverständnis	8
• Salutogenese	4
• Krankheitsprävention	2
• Gesundheitsförderung	6
Kommunikation (Modul 2):	
• Verbale und nonverbale Kommunikation	8
• Gesprächstechniken	12
Beratung und Beratungstypen (Modul 3):	
• Beratungsrahmen	6
• Beratungssituation	4
• Beratungstypen	20
Summe	**70**

2.5 Beschreibung didaktisch-methodischer Vermittlungselemente

Im Folgenden werden die im Integrierten Ausbildungscurriculum unter der Bezeichnung „fachdidaktischer Hinweis" angeführten didaktischen Vermittlungselemente allgemein dargestellt. Es werden nur jene angeführt, die für das entwickelte Ausbildungscurriculum relevant sind.

2.5.1 Informationsinput

Ein Informationsinput als „eher unselbstständiges didaktisches Vermittlungselement" (Schwendenwein 1998, S. 185) kann durch Lehrpersonen mit oder ohne unterstützende Medien bzw. durch Medien erfolgen. Kommt der Informationsinput von einer Person, spricht man von Einlehrervortrag, bei mehreren Personen von Mehrlehrervortrag bzw. auch von Teamteaching. Eine weitere Möglichkeit stellt der Input durch audiovisuelle Medien oder mittels Text dar. Nach Grell/Grell (1999) zielen Informationsinputs darauf, Zeit zu sparen. Demnach werden (künftigen) Pflegepersonen entsprechend der Lernziele exakt kalkulierte Informationen vorgegeben, um anschließend Lernaufgaben für gewünschte Lernerfahrungen zu ermöglichen (vgl. Grell/Grell 1999, S. 184).

2.5.1.1 Lehrervortrag

Ein Lehrervortrag, der je nach Anzahl der Lehrer als Einlehrer- oder als Mehrlehrervortrag stattfinden kann, beinhaltet für (künftige) Pflegepersonen meist neue Informationen oder knüpft an das erwartete Vorwissen an. Nach Schwendenwein (1998) sind folgende Aspekte bedeutsam:

- Die Lehrperson soll eine Vorstrukturierung des Lehrinhalts durch Hauptgliederungspunkte vornehmen, wobei diese deutlich lesbar, sprachlich prägnant formuliert und auf einem Plakat oder einer Overhead-Folie während der gesamten Lehrervortragsdauer präsent bleiben sollen.

- Die Hauptgliederungspunkte entsprechen im Wesentlichen den Feinzielen. Baut der Vortrag auf Vorwissen auf, so können die Hauptgliederungspunkte in Satzform dargestellt oder kurz kommentiert werden. Sind die Informationen des Inputs neu, ist jeder Hauptgliederungspunkt ausführlich zu kommentieren.

- Die im Vortrag dargebotenen Informationen müssen in Bezug auf Verständlichkeit, Informationsdichte, Gebrauch von Fremdwörtern angemessen sein und dürfen für die (künftige) Pflegeperson keine Überforderung darstellen.

- Wie bei jedem Lehrervortrag müssen rhetorische Grundregeln beachtet werden, wie beispielsweise Halten von Blickkontakt, Verdeutlichung durch Gesten, Mimik und Körperhaltung.

- Die Durchführung eines Personeninputs soll nicht zu lang (pro Unterrichtseinheit ca. 15 Minuten), lebendig, interessant und einprägsam gestaltet sein.

- Als unterstützende Medien können Overheadfolien, Fotos, Filme, Grafiken etc. verwendet werden (vgl. Schwendenwein 1998, S. 189–192).

2.5.1.2 Textinput

Ein Textinput ist ein ausgewählter Informationsinput in Form eines schriftlichen Lehrinhalts. Der Text kann von der Lehrperson selbst erstellt oder aus Fachbüchern, Fachzeitschriften entnommen sein und in Original oder als Kopie eingesetzt werden. (Künftige) Pflegepersonen sollen die Möglichkeit bekommen, Textstellen durch aktives Unterstreichen bzw. Markieren nach vorgegebenen Kriterien und/oder subjektiven Wichtigkeitszuschreibungen zu kennzeichnen (vgl. Schwendenwein 1998, S. 213).

2.5.1.3 Audiovisueller Input

Beim audiovisuellen Input wird der Informationsinput mittels technischer Geräte, die (künftigen) Pflegepersonen akustische und visuelle Informationen darbieten, übermittelt. Einsetzbar sind beispielsweise Videorekorder, Fernseher oder Diafilmprojektor.

Zu den Vorteilen zählen beispielsweise die Visualisierung von Fertigkeiten, Entwicklungen und Geschehnissen, die der (künftigen) Pflegeperson sonst verwehrt sind, sowie die Objektivierung der Vermittlung des Lehrinhaltes, indem allen (künftigen) Pflegepersonen verschiedener Klassen ein- und derselbe Input ohne personale Vermittlungsunterschiede dargeboten wird. Zu den Nachteilen zählen beispielsweise die Förderung des Konsumverhaltens bei fehlenden Arbeitsaufträgen, ein Sättigungseffekt bei zu häufigen, überlangen AV-Inputs und fehlende maßgeschneiderte AV-Inputs (vgl. Schwendenwein 1998, S. 215–217).

2.5.1.4 Internet

Mittels PC inklusive multimedialer Ausrüstung sowie digitalem Telefonanschluss kann der Zugang zum weltweiten Kommunikationsnetz erfolgen. Die Vorteile der Internetnutzung liegen für (künftigc) Pflegepersonen darin, dass autodidaktisches/selbstgesteuertes Lernen praktiziert wird, wobei die Lehrperson während der „Internetarbeit" eine Moderatorenrolle einnimmt.

Die Ziele liegen beispielsweise darin, dass online problembezogene Informationen aus verschiedenen Quellen (z.B. Medline) recherchiert werden und Informationen untereinander vergleichbar sowie auf ihren Wahrheitsgehalt überprüft werden. Weiters werden Kontakte (z.B. Anfragen per E-Mail) zu bestimmten Personen hergestellt sowie Erfahrungen zu bestimmten Themenstellungen ausgetauscht (vgl. Schwendenwein

1998, S. 201–202). Im Unterschied zum PC-Unterricht, welcher im Anschluss an den multimedialen Input eine eigenständige Verarbeitung inkl. Verarbeitungsfeedback ermöglicht, gewährleistet „Internetarbeit" nur Input-, Demonstrations- sowie Dokumentationsfunktion.

2.5.2 Eigenständige Verarbeitungsformen

Zu den eigenständigen Verarbeitungsformen zählen Einzelarbeit, Kleinstgruppenarbeit (Partnerarbeit) und Kleingruppenarbeit. Sie zählen zu den „einphasigen Verarbeitungsformen", wobei während der Verarbeitungsdauer die soziale Lernsituation (z.B. arbeitsteilig) nicht durch Intervention der Lehrperson verändert wird. Die Bezeichnung „zweiphasige Verarbeitungsform" meint die Kombination von Einzelarbeit mit nachfolgender Partnerarbeit bzw. Kleingruppenarbeit.

Das Ziel eigenständiger Verarbeitungsformen ist die Verarbeitung des aktuellen Informationsinputs durch (künftige) Pflegepersonen, wobei dies durch unterschiedliche Varianten erfolgen kann: beispielsweise durch Aufteilung bzw. Nichtaufteilung des Lehrinhaltes, d.h., (künftige) Pflegepersonen haben gleiche bzw. unterschiedliche Aufgabenstellungen zu bewältigen.

2.5.2.1 Einzelarbeit

Die Einzelarbeit umfasst die vorübergehende, an keinen speziellen didaktischen Lernort, an kein spezielles Unterrichtsfach gebundene Lernarbeit der (künftigen) Pflegeperson, die ohne Intervention einer Lehrperson erfolgt (vgl. Schwendenwein 1998, S. 221). Die Arbeitsaufträge werden vor Beginn der Einzelarbeit mündlich oder schriftlich formuliert. Je nach Komplexität der Aufgabenstellung werden Aufträge entweder in Form von Aufgabenverschiedenheit oder Aufgabengleichheit verteilt. Die maximale Bearbeitungsdauer wird genannt. Nach Bekanntgabe der Arbeitsaufträge und Ausschöpfung der Rückfragemöglichkeiten ist die Lehrperson nur mehr als „Ansprechperson" präsent.

Die Ziele der Einzelarbeit liegen darin, (künftigen) Pflegepersonen eigenverantwortliches und selbstständiges Arbeiten zu ermöglichen. Dabei kann seitens der Lehrperson Folgendes beobachtet werden: das individuelle Arbeitstempo, die Arbeitstugenden (z.B. Ausdauer, Genauigkeit), der Umgang mit Hilfsmitteln und die Herangehensweise an die Lösung schwieriger Aufgaben. Die Ergebnisse werden nicht zensurenmäßig beurteilt (vgl. Schwendenwein 1998, S. 221–222).

2.5.2.2 Kleinstgruppenarbeit (Partnerarbeit)

Damit ist die Lernpartnerschaft zwischen zwei sich gegenseitig unterstützenden, einander sympathischen, gleichrangigen (künftigen) Pflegepersonen zur Bewältigung eines Arbeitsauftrages gemeint – mit der Voraussetzung, dass diese Einzelarbeit beherrschen. Die Ergebnisse werden nicht zensurenmäßig beurteilt.

Wichtige Ziele der Kleinstgruppenarbeit sind, dass (künftige) Pflegepersonen lernen, aufeinander Rücksicht zu nehmen, in kurzer Zeit ein maximales Ergebnis zu erzielen und gemeinsam Verantwortung für eine Lernarbeit zu übernehmen (vgl. Schwendenwein 1998, S. 222–223).

2.5.2.3 Kleingruppenarbeit

Dies bezeichnet den kooperativen Zusammenschluss von mindestens drei bis sechs (künftigen) Pflegepersonen nach Zufallsprinzip (heterogene Kleingruppe) oder nach Leistungsprinzip (homogene Kleingruppe). Zu bewältigen sind entweder aufgabengleiche oder aufgabenunterschiedliche Arbeitsaufträge – unter der Voraussetzung, dass (künftige) Pflegepersonen Einzel- und Kleinstgruppenarbeit beherrschen.

Aufgabengleiche Kleingruppenarbeiten sind dann sinnvoll, wenn die vorgegebenen Aufgaben als sehr schwierig sowie komplex einzustufen sind und ein maximaler kreativer Output erwartet wird. Derartige Kleingruppenarbeiten sind dann anwendbar, wenn sehr wenig Zeit (nur eine UE) für die Präsentation zur Verfügung steht.

Aufgabenverschiedene Kleingruppenarbeiten sind dann sinnvoll, wenn eine Konkurrenzsituation zwischen den Gruppen vermieden werden soll und wenn vorgegebene Aufgaben als eher nicht schwierig einzustufen sind. Zusätzlich muss ausreichend Zeit für die Präsentation zur Verfügung stehen.

Die Kleingruppenarbeit unterstützt die Fähigkeit zur Teamarbeit, das Entwickeln sozialer Kompetenzen, das Erlernen einer arbeitsteiligen Vorgangsweise und das Präsentieren der Ergebnisse vor der gesamten Großgruppe. Kleingruppenarbeit erfordert entsprechende Rahmenbedingungen, wie beispielsweise Gruppenräume, die ein ungestörtes Erarbeiten von Lerninhalten ermöglichen. Zusätzlich müssen Hilfsmittel wie Lexika,

Bücher, Medien und PC vorhanden sein (vgl. Schwendenwein 1998, S. 223–228).

2.5.3 Interkommunikative Verarbeitungsvarianten

Die interkommunikative (gesprächsmäßige) Verarbeitung zielt ebenso auf die Verarbeitung eines aktuellen Inputs oder eines bestimmten erwartbaren Vorwissens. Sie kann als lehrpersongeleitetes Verarbeitungsgespräch sowie als Diskussion stattfinden. Die gesprächsmäßige Verarbeitung ist durch die „Dreiwegkommunikation" definiert und besteht aus Lehreräußerungen, die sich an (künftige) Pflegepersonen richten, Äußerungen der (künftigen) Pflegeperson, die sich an Lehrer oder sonstige (künftige) Pflegepersonen richten. Die Äußerungen können in Form von Fragen, Impulsen, Beiträgen oder Antworten stattfinden (vgl. Schwendenwein 1998, S. 229).

2.5.3.1 Lehrergeleitetes Verarbeitungsgespräch

Das Gespräch als didaktisches Vermittlungselement soll einen erkennbaren Anfang, ein erkennbares Ende und einen „roten Faden" als innere Zielgerichtetheit aufweisen. Es findet in der Großgruppe statt und verlangt keine bestimmte Sitzordnung. Es stehen vorwiegend Äußerungen (künftiger) Pflegepersonen im Mittelpunkt sachlicher Argumentationen, wobei Lehrpersonen eine Moderatorenrolle einnehmen. (Künftige) Pflegepersonen sollen die von der Lehrperson vorgegebenen Fragen (Impulse), unter Beachtung von Gesprächsregeln, ausführlich beantworten können.

Ziel ist es, dass (künftige) Pflegepersonen Gesprächsroutine und Gesprächstechniken erwerben und selbstständig lernen, Beiträge sachlich zu argumentieren sowie zu verteidigen. Bei drohender Nichterreichung von Lehr-/Lernzielen greift die Lehrperson aktiv als Moderator in das Gespräch ein (vgl. Schwendenwein 1998, S. 235–137).

2.5.3.2 Diskussion

Die Diskussion als didaktisches Vermittlungsinstrument zielt auf eine sachzentrierte Auseinandersetzung der (künftigen) Pflegeperson mit einem bestimmten Lehrinhalt und geht über einen bloßen Meinungsaustausch hinaus. Die Anzahl der Teilnehmer soll 15 nicht überschreiten, eine Sitzordnung im Sesselkreis ist Voraussetzung. An den Beginn der

Diskussion ist die genaue Definition des Themas und die Rollendefinition der Lehrperson und Teilnehmer gestellt. Die Lehrerperson kann als aktiver Moderator, als Moderator mit Beschränkung auf Zuhören und Beobachten oder als Mitdiskutant agieren. Im letzten Fall übernimmt die (künftige) Pflegeperson die Rolle des Moderators.

Zu den Vorteilen der Diskussion zählen die Akzeptanz unterschiedlicher Meinungen, die am Ende einer Diskussion bestehen bleiben können, das Lernen von Argumentieren und Moderieren, die Förderung rhetorischer Fähigkeiten und das Praktizieren eines Demokratieverständnisses (vgl. Schwendenwein 1998, S. 237–238).

2.5.4 Selbstständige didaktische Vermittlungselemente

2.5.4.1 Expertenheterogenes Teamteaching

In dieser Mehrlehrervariante erfolgt ein Input von bildungseinrichtungsinternen sowie -externen Lehrpersonen in kooperativer Abstimmung. Die Inputs der Lehrpersonen können einzeln hintereinander oder mehrmals zu verschiedenen Zeitpunkten innerhalb des Unterrichts gegeben werden. Voraussetzung hierfür ist eine für die geplante Unterrichtssituation notwendige Qualifikation. Die für den Unterricht zuständige Lehrperson übernimmt die Gesamtverantwortung für die Planung, Vorbereitung, Durchführung und Evaluation des Unterrichtes. Die Rolle jedes Teammitgliedes bzw. Experten ist darin festgelegt und benötigt die Zustimmung jedes Einzelnen. Die im Anschluss an den Input stattfindende Verarbeitungsphase kann auf unterschiedliche Art und Weise erfolgen:

(1) **Selbstzuordnung der (künftigen) Pflegepersonen zu Diskussionsgruppen eines Experten.** Diese Variante berücksichtigt spezielle Interessen von (künftigen) Pflegepersonen, die durch Fragen, Diskutieren sowie Mitsprechen in Gruppen unterschiedlichster Größe befriedigt werden.

(2) **Interkommunikative sowie interessenorientierte Verarbeitung in Gruppen.** In dieser Variante sind keine Themen festgelegt, sie werden durch Fragen von (künftigen) Pflegepersonen bestimmt.

(3) **Hearing, welches nicht unbedingt einen Input voraussetzt.** Im Rahmen einer vorangehenden kollektiven Hausaufgabe werden Fragen ausgearbeitet und eingeteilt, wer welche Frage welchem Experten stellt.

(4) **Heterogene arbeitsverschiedene Lerngruppen.** Entsprechend der Anzahl von Experten werden heterogene Lerngruppen gebildet sowie die Thematik gesprächsmäßig verarbeitet. Es werden so viele Verarbeitungsrunden mit Expertenwechsel durchgeführt, bis alle Lerngruppen den gesamten Input verarbeitet haben.

(5) **Heterogene arbeitsgleiche Lerngruppen.** Alle Lerngruppen verarbeiten nach dem Input ein- und dieselbe expertenübergreifende Thematik.

Die Ziele von expertenheterogenem Teamteaching liegen u.a. darin, ausgeprägte Interessen zu fördern, durch Gespräche und Diskussionen mit Experten Realitätsnähe zu erzeugen sowie Kontakte mit externen Experten oder Institutionen herzustellen (vgl. Schwendenwein 1998, S. 208–213).

2.5.4.2 Gruppenpuzzle (Lerner-Teamteaching)

Das Gruppenpuzzle erfordert die teamartige Zusammenarbeit von (künftigen) Pflegepersonen, die damit gleichzeitig in den Lernbemühungen sowie Lernarbeitsergebnissen voneinander abhängig sind. Ausgegangen wird von einem Richtziel, wovon vier Grobziele (oder aus einem Grobziel vier Feinziele) abgeleitet werden, die thematisch vier Lernbereiche (A bis D) darstellen. Das Gruppenpuzzle besteht aus acht Phasen:

(1) **Aufklärungsinput und Vergabe der Aufgaben.** Die Lehrperson klärt über den Ablauf des Gruppenpuzzles auf und charakterisiert die vier Lernbereiche.

(2) **Stammgruppenbildung.** Es werden heterogene Kleingruppen gebildet, bestehend aus jeweils vier Personen.

(3) **Interessendifferenzierung.** Es erfolgt innerhalb der Stammgruppe eine Einigung darüber, wer welchen Lernbereich übernimmt. Jede Person übernimmt somit einen Lernbereich.

(4) **Expertengruppenbildung.** Personen, die sich in der Stammgruppe für einen Lernbereich (z.B. A) entschieden haben, schließen sich zu Expertengruppen zusammen. Pro Lernbereich existiert eine Expertengruppe.

(5) **Stofferarbeitung.** Jede der Expertengruppen versucht, den Stoff unter Nutzung von Hilfsmitteln (z.B. Lehrbücher) zusammenzustellen, und jeder versucht, ihn für sich zu erarbeiten, sodass jede Person den Stoff beherrscht.

(6) **Wiederherstellung der Stammgruppen.** Expertengruppen lösen sich zur Herstellung der ursprünglichen Stammgruppen auf, worin sich nun pro Lernbereich ein Experte befindet.

(7) **Vermittlung des Stoffes durch die Experten.** Innerhalb der Stammgruppe vermittelt jeder Experte den anderen Personen den Stoff, sodass am Ende alle Personen den Stoff aller Lernbereiche beherrschen.

(8) **Produktevaluation.** Überprüft werden zum einen die Lernleistungsresultate (formative Tests) und die Qualität der Kooperationsprozesse (Einschätzungsbögen) in den Stamm- und/oder Expertengruppen.

Die Ziele liegen u.a. darin, verbale Austauschprozesse zwischen den (künftigen) Pflegepersonen zu fördern, die eigenverantwortliche Aufteilung der Lehrinhalte entsprechend der Interessenlage zu gewährleisten sowie von jeder einzelnen (künftigen) Pflegeperson Aktivität einzufordern (vgl. Schwendenwein 1998, S. 252–256).

2.5.5 Reproduzierend-kreatives Rollenspiel als offene Vermittlungsform

Unter reproduzierend-kreativem Rollenspiel versteht man eine spontane und kreative schauspielerische Darstellung zu einer thematisch vorgegebenen Szene, die mittels Medien (z.B. Video, Tonband) aufgezeichnet wird. Es ist ein Intensiv-Verarbeitungselement, welches als Fortsetzung nach bereits verarbeiteten Lehrinhalten eingesetzt werden kann. Das Rollenspiel kann auch als eine Art Verhaltens- und Kommunikationstraining betrachtet werden, da bestimmte Verhaltens- bzw. Kommunikationsweisen (z.B. Gesprächstechniken mit szenischem Rahmen) geübt werden können. Die (künftige) Pflegeperson selbst lernt sich besser kennen, kann bisher nicht beachtete Fähigkeiten und Fertigkeiten erfahren und lernen, sich in fremde Situationen und Handlungen einzufühlen.

Für die Durchführung ist eine bestimmte Abfolge erforderlich, nämlich dass die Lehrperson das Thema bekannt gibt und die Rollen benennt, sich die (künftige) Pflegeperson auf freiwilliger Basis mit einer bestimmten Rolle vertraut macht und sich mit anderen Rollenspielpartnern koordinieren kann. Nicht involvierte (künftige) Pflegepersonen werden mit aufgabengleichen oder aufgabenunterschiedlichen Beobachtungsaufgaben betraut, die als Grundlage für die Feedbackphase verwendet werden. Die Verarbeitungsfeedbackphase erfolgt mittels Video- oder Tonbandaufzeichnungen. Die (künftige) Pflegeperson hat damit die Möglichkeit, sich selbst zu sehen bzw. zu hören, wodurch sie Selbst- und Fremdwahrnehmung gegenüberstellen und vergleichen kann. Zusätzlich erfolgt ein Feedback durch die Beobachter und Lehrperson.

Ziel des kreativ-reproduzierenden Rollenspiels ist eine ganzheitliche Auseinandersetzung mit einem selbst- oder fremderlebten Ereignis und die Identifikation mit einer Rolle zu einem bestimmten Ereignis (vgl. Schwendenwein 1998, S. 265–267).

2.5.6 Ausbildungsorientiertes Rollenspiel als Trainingselement

Unter einem ausbildungsorientierten Rollenspiel ist der übende Umgang einer (künftigen) Pflegeperson oder einer Gruppe (künftiger) Pflegepersonen mit oder ohne Anleitung bzw. Kontrolle der Lehrperson zu konkreten Berufsaufgaben (z.B. Einüben von Gesprächsfertigkeiten) gemeint. Miteinbezogen werden alle notwendigen Personengruppen und Sacherfordernisse, die auch Problemsituationen einschließen. Große evaluative Bedeutung kommt dem Selbst- und Videofeedback sowie dem Fremdfeedback (Pflege- und Lehrperson) zur Rollenoptimierung und -internalisierung zu.

Durch ausbildungsorientierte Rollenspiele werden materiale (Kenntnisse und Fertigkeiten) sowie formale Fähigkeiten gefördert und weiterentwickelt. Zu den wichtigsten Zielsetzungen zählen: das Hineinversetzen in die Situation anderer, das Erproben von Verhaltensweisen und Handlungsalternativen, das Weiterentwickeln von Teamfähigkeit, das Kennenlernen der Wirkung eigenen Verhaltens auf andere, das Weiterentwickeln der Fähigkeit zur Selbst- und Fremdevaluation, das Erleben der Notwendigkeit aktiven Zuhörens für erfolgreiche Kommunikation und das Erlangen von Sicherheit im Umgang mit berufserforderlichen Verhaltensweisen (vgl. Schwendenwein 1998, S. 274–275).

2.5.7 Analyseorientierte Fallarbeit als handlungsorientiertes Vermittlungselement

Unter analyseorientierter Fallarbeit ist zu verstehen, wenn sich (künftige) Pflegepersonen in einer Gruppe (z.B. Kleingruppe) selbstständig mit einer in geraffter Form vorliegenden Fallgeschichte (Originalfall) nach selbst gewählten oder vorgegebenen Kriterien schriftlich analytisch auseinander setzen und alternative Handlungsmöglichkeiten begründend vorschlagen können. Derartige Fallgeschichten sind beispielsweise Auszüge aus Krankengeschichten, Pflegedokumentationen, Autobiografien, Tagebüchern etc. Im Gegensatz dazu umfassen Fallstudien Ereignisse, die nach wissenschaftlichen Überlegungen und Instrumentarien begründet dargestellt sind.

Zu den wichtigsten Zielen analyseorientierter Fallarbeit zählen: Erkennen der Vielschichtigkeit eines Falles, Eröffnung exemplarischer Einblicke in komplexe Problemsituationen, Wissenserweiterung durch Selbsterschließung von nutzbaren Informationen zur Fallanalyse und Erschließung von wertvollen Fremderfahrungen zur Integration in den eigenen Berufsvollzug (vgl. Schwendenwein 1998, S. 268–270).

2.6 Resümee

Mit der Konstruktion des vorliegenden Integrierten Ausbildungscurriculums ist die Zielstellung verbunden, das Handlungsfeld der zahlenmäßig größten im Gesundheitswesen tätigen Berufsgruppe, die der Gesundheits- und Krankenpflegepersonen, durch einschlägige Zusatzqualifikationen zu erweitern. Es dient als Grundlage für die Weiterbildung diplomierter Gesundheits- und Krankenpflegepersonen, für ein zusätzliches Unterrichtsfach der schulautonomen Schwerpunktsetzung in der Grundausbildung zu diplomierten Gesundheits- und Krankenpflegepersonen und für die Entwicklung von Lehrbehelfen.

Die Legitimation von Beratung, insbesondere Gesundheitsberatung in der Pflege ist durch gesetzliche Rahmenbedingungen, curriculare Rahmenbedingungen und Grundsatzerklärungen seitens der Weltgesundheitsorganisation (WHO) bereits erfolgt. Gesetzliche Rahmenbedingungen bzw. Bezugspunkte finden sich in Berufsbezeichnung, Berufsbeschreibung, Tätigkeitsbereichen und Ausbildungsinhalten. Curriculare Rahmenbedingungen bzw. Bezugspunkte finden sich zu den Unterrichtsfächern Gesundheitsförderung und Gesundheitserziehung, Gesundheits- und Krankenpflege und Kommunikation. Programmatische Rahmenbedingungen bzw. Bezugspunkte der WHO legen fest, dass durch „Information und gesundheitliche Bildung" Menschen befähigt werden sollen, mehr Einfluss auf ihre persönliche Gesundheit und Lebenswelt auszuüben. Vor diesem Hintergrund findet Beratung, insbesondere Gesundheitsberatung in der Pflege als gesundheitsfördernde Strategie statt.

Für die zu vermittelnden Kenntnisse, Fähigkeiten und Fertigkeiten wurde ein Curriculumskonzept entwickelt, welches einer makrostrukturellen Unterrichtsmethode entspricht und dadurch eine Gesamtqualifikation im erwünschten und beabsichtigten Standard ermöglichen kann. Diese geeignete Curriculumsvariante ist ein Integriertes Ausbildungscurriculum. Es wurden curriculare Präliminarien vorangestellt – zur Sicherstellung einer einheitlichen und optimalen Entwicklung der (künftigen) Pflegeperson. Sie beinhalten explizite Ausformulierungen über Ausbildungsphilosophie, generelle Leitziele, didaktisch-methodische Grundsätze, allgemeine und spezielle Fähigkeiten, Bedeutung des Unterrichtsfaches in Fächerkonfiguration und Stundentafel. Den Abschluss bilden ausgewählte geeignete didaktische Vermittlungselemente, welche im Integrierten Ausbildungscurriculum angeführt und von den Lehrpersonen praktiziert werden.

3 Integriertes Ausbildungscurriculum (Endprodukt)

Das vorliegende Integrierte Ausbildungscurriculum umfasst drei Module, welche jeweils ein Kernthema (Gesundheit, Kommunikation, Beratung) repräsentieren. Jedes Modul stellt an den Beginn ein Strukturziel mit ergänzendem Kommentar und weist in der Folge mehrere Curriculumseinheiten (CE) auf. Eine CE besteht aus einem fachtheoretischen und/oder fachpraktischen Sequenzelement.

Ein **fachtheoretisches Sequenzelement** besteht aus einem fachtheoretischen Lernziel auf Richtzielniveau, das nach dem Voraussetzungsprinzip, d.h. inhaltlich aufeinander aufbauend, gereiht und mit der entsprechenden Wichtigkeitszuschreibung (Priorität) gekennzeichnet ist. Diese lautet beispielsweise „ergänzend" (ER) oder „existenziell" (EX). In den fachdidaktischen Hinweisen (FdH) wird auf Empfehlungen hinsichtlich Lernort, Medien, didaktische Vermittlungselemente und/oder auf die Wiederaufnahme bereits vermittelter Lehr-/Lerninhalte Bezug genommen. Den Abschluss bildet eine realistische Zeiteinschätzung mit konkreter Angabe der benötigten Unterrichtseinheiten (UE – je 50 Minuten).

Ein **fachpraktisches Sequenzelement** besteht aus einem existenziellen (EX) Lernziel auf Grobzielniveau mit präziser Beschreibung des Lerninhaltes inkl. Darstellung von Übungsanleitungen und Medienhinweisen. Zur effizienten Fehlerbehebung sind zu erwartende Hauptfehler im Vermittlungsprozess und deren fachdidaktischen Interventionen ausformuliert. Den Abschluss bildet eine realistische Zeiteinschätzung mit konkreter Angabe der benötigten UE. Die beschriebenen Komponenten fachtheoretischer und fachpraktischer Sequenzelemente sind zur Verdeutlichung in Abb. 10 dargestellt. Die Themenzuordnung zu den einzelnen Curriculumseinheiten wird als Überblick in Abb. 11 herausgestellt.

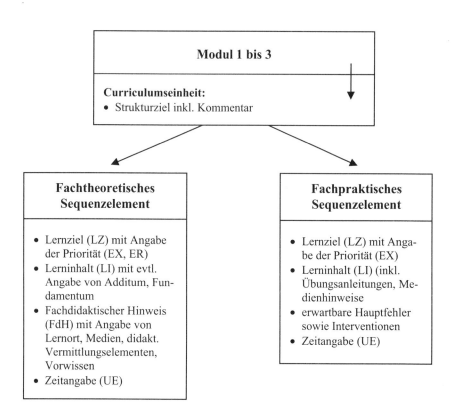

Abb. 10: Komponenten fachtheoretischer und fachpraktischer Sequenzelemente (vgl. Schwendenwein 1998, S. 74–76)

Wie in Kap. 2.4.6 bereits angeführt, absolvieren künftige Pflegepersonen (Auszubildende) im Rahmen des wählbaren schulautonomen Schwerpunktes nur Modul 2 und 3. Diplomierte Pflegepersonen mit Ausbildung gemäß KPG, BGBl. 634/1973, absolvieren aufgrund fehlender spezifischer Wissensvoraussetzungen alle Module (1 bis 3).

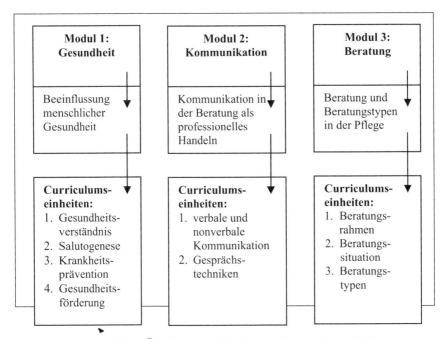

Modul 1: Gesundheit	Modul 2: Kommunikation	Modul 3: Beratung
Beeinflussung menschlicher Gesundheit	Kommunikation in der Beratung als professionelles Handeln	Beratung und Beratungstypen in der Pflege
Curriculums-einheiten: 1. Gesundheits-verständnis 2. Salutogenese 3. Krankheits-prävention 4. Gesundheits-förderung	**Curriculums-einheiten:** 1. verbale und nonverbale Kommunikation 2. Gesprächs-techniken	**Curriculums-einheiten:** 1. Beratungs-rahmen 2. Beratungs-situation 3. Beratungs-typen

Abb. 11: Thematischer Überblick über Module und Curriculumseinheiten

3.1 Modul 1: Beeinflussung menschlicher Gesundheit

Strukturziel

Der Lerninhalt dieser Curriculumseinheit verfolgt unter anderem das Ziel, Sichtweisen im Gesundheitsverständnis, das Konzept der Salutogenese als wissenschaftliches Gesundheitskonzept, Krankheitsprävention und Gesundheitsförderung als Gesundheitsstrategien darzustellen sowie daraus resultierende Implikationen für Beratung in der Pflege abzuleiten.

Kommentar

Eine terminologische Festlegung von Gesundheit als Begriff erweist sich aufgrund der „Vielfalt" und „Unschärfen" als schwierig. Gesundheit als Begriff wird daher einerseits in historische Deutungsreihen gestellt, andererseits durch wissenschaftliche Erklärungskonfigurationen verdeutlicht. Die Zielgruppe von Beratung, insbesondere Gesundheitsberatung in der Pflege ist der gesunde wie auch der kranke Mensch. In diesem Kontext ist

Gesundheitsberatung vorrangig an der „Salutogenese" orientiert und auf Bedingungen zur Erhaltung von Gesundheit ausgerichtet, während Beratung im Sinne traditioneller Auffassungen auf Reaktionen von Krankheiten zielt. Beratung, insbesondere Gesundheitsberatung in der Pflege integriert zwei Sichtweisen, indem sie den Blick zum einen auf die Salutogenese, zum anderen auf die Pathogenese richtet.

3.1.1 Lernziel 1: Gesundheitsverständnis

Die Pflegeperson kann unterschiedliche Sichtweisen im Gesundheitsverständnis ausführlich beschreiben (EX), Einflussfaktoren auf Gesundheit aufzählen und anhand eines Beispiels erläutern (EX) sowie das eigene Gesundheitsverständnis im Kontext der verschiedenen Sichtweisen überprüfen und eigene Gesundheitsressourcen und -risiken einordnen (EX).

3.1.1.1 Lernzielrelevante Definitionen

(a) **Gesundheitsverständnis.** Sichtweisen von Gesundheit, welche aus geschichtlichen, wissenschaftlichen und subjektiven Einflussnahmen heraus formuliert werden.

(b) **Gesundheitsressourcen.** Kräfte, Fähigkeiten und Bedingungen mit förderlichen Einflüssen auf Gesundheit.

(c) **Gesundheitsrisiken.** Kräfte, Fähigkeiten und Bedingungen mit potenziell schädigenden Einflüssen auf Gesundheit.

(d) **Verhaltens- und Lebensweisen.** Aktivitäten bzw. Lebensstile, die von einer sich gesund fühlenden Person unternommen bzw. praktiziert werden.

(e) **Lebensbedingungen.** Soziokultureller, ökonomischer sowie ökologischer Lebensraum einer Person.

3.1.1.2 Lehrinhalte

3.1.1.2.1 Fachtheoretischer Lehrinhalt

In der Annäherung an den Gesundheitsbegriff ist eine einheitliche Definition nicht erzielbar. Gesundheit wird vielmehr aus unterschiedlichen Sichtweisen formuliert. Pflegepersonen sind durch das multiprofessionelle Berufsfeld (Ärzte, Psychologen, Sozialarbeiter) sowie durch ihre Adressaten (Patienten) mit einem vielfältigen Gesundheitsverständnis konfrontiert. Obwohl das Gesundheitsverständnis der wissenschaftlichen

Medizin für Pflegepersonen vor allem in der Praxis nach wie vor vorherrscht, ist dieses doch nicht allumfassend. Das pflegewissenschaftliche, sozialwissenschaftliche sowie psychologische Gesundheitsverständnis bildet einen einflussreichen Gegenpol, indem dieses auf die Bedeutung sozialer und psychischer Faktoren hinweist. Daneben existiert bei Patienten ein subjektives Gesundheitsverständnis (Laienverständnis), welches sich vor dem Hintergrund unterschiedlicher Kulturen entwickelt.

Für Pflegepersonen ist es daher bedeutsam, sich nicht nur über das eigene Gesundheitsverständnis im Klaren zu sein, sondern auch Klarheit darüber zu haben, inwieweit sich dieses Verständnis von anderen Berufsgruppen (z.B. Ärzte, Psychologen) und/oder Patienten unterscheidet. Vielfältiges Gesundheitshandeln und -verhalten spiegeln das unterschiedliche Gesundheitsverständnis wider.

Unterschiedliche Sichtweisen im Gesundheitsverständnis

(a) Gesundheitsverständnis von Laien
(subjektives Gesundheitsverständnis)
Das Wissen um das Gesundheitsverständnis von Laien ist für das Gesundheitsverhalten von großer Bedeutung. Es gibt Auskunft über Bedingungen (z.B. Arbeitsbelastung), die für Gesundheit/Krankheit einer Person verantwortlich sind, ob Personen Mitverantwortung für ihre Gesundheit übernehmen, über Motivation und Erfolgsaussichten von Maßnahmen zur Beeinflussung von Gesundheitsverhalten (vgl. Waller 1996, S. 12) und über kulturabhängige Sichtweisen (z.B. traditionelle chinesische Medizin) von Gesundheit, die in einer multikulturellen Gesellschaft zunehmende Bedeutung erlangen (vgl. Naidoo/Wills 2003, S. 19–20).

(b) Gesundheitsverständnis wissenschaftlicher Disziplinen
• **Biomedizinisches Gesundheitsverständnis**
Die naturwissenschaftliche Medizin unterscheidet grundsätzlich zwei Zustände: Gesundheit und Krankheit. Krankheit ist biomedizinisch betrachtet ein „biologischer Strukturdefekt" bzw. eine „physiologische Funktionsstörung". Diese Betrachtungsweise wird vielfach als reduktionistisch zurückgewiesen, da sie das subjektive und das sozial definierte „Kranksein" nicht einbezieht. Im Wesentlichen prägen folgende Annahmen dieses Gesundheitsverständnis:

○ Der Körper ist eine Maschine, in der alle Teile miteinander verbunden sind, jedoch voneinander getrennt und separat behandelt werden.

○ Gesundheit bedeutet das richtige Funktionieren aller Körperteile und demgegenüber Krankheit die messbare Fehlfunktion bestimmter Körperteile.

○ Krankheit wird durch interne (z.B. Alterungsprozess) und externe Prozesse (Eindringen von Krankheitserregern) verursacht.

○ Medizinische Behandlung ist auf das normale Funktionieren der Körperteile ausgerichtet (vgl. Naidoo/Wills 2003, S. 10–11).

• **Biopsychosoziales Gesundheitsverständnis**

Dieses geht davon aus, dass zusätzlich zu den biologischen Aspekten psychosoziale Aspekte Berücksichtigung finden müssen. Der Mensch ist nicht nur ein (biologischer) Körper, sondern er nimmt zu seinem Körper erlebend, kognitiv und emotional Stellung. Die Wechselbeziehungen zwischen der biologischen Natur und seiner psychosozialen Natur, seiner Umwelt, bilden den Gegenstand dieses Ansatzes, wobei psychosoziale Gesichtspunkte nicht additiv dem biologischen hinzugefügt werden, sondern in ein „ganzheitliches Denkmodell" integriert werden. Dieses Modell entspricht dem Übergang von einer „krankheitsorientierten" zu einer „patientenzentrierten" Sichtweise (vgl. Magistrat der Stadt Wien – Wiener Gesundheits- und Sozialsurvey 2003, S. 46).

• **Pflegewissenschaftliches Gesundheitsverständnis**

Am Beispiel von Orem (1997) wird mit Gesundheit die Untrennbarkeit physiologischer, interpersonaler und sozialer Aspekte betont. Orem trennt Gesundheit vom Begriff „Wohlbefinden" und beschreibt damit jenen Zustand, der durch subjektive Erfahrungen wie Zufriedenheit, Glück, Freude und persönliche Weiterentwicklung gekennzeichnet ist (vgl. Orem 1997, S. 104–110). Sie unterscheidet in ihrer „Allgemeinen Theorie der Pflege" zwischen Ressourcen- und Defizitperspektive. Professionelle Pflege richtet sich demnach nicht nur auf „Selbstpflegedefizite" eines Menschen, sondern gleichermaßen auf „Selbstpflegekompetenzen", welche aus dem Set an Ressourcen eines Menschen entwickelbar sind. Demnach finden gesunde wie kranke Anteile im Menschen gleichermaßen Berücksichtigung.

- **Psychologisches Gesundheitsverständnis**

  Psychisches und körperliches Befinden werden als inhaltlicher Kern subjektiver Gesundheit angesehen. Subjektive Theorien sind der Schlüssel zum Verständnis gesundheitsbezogenen Verhaltens. Eine Person gilt in dem Maße seelisch gesund, wie es gelingt, externe (z.B. Rollenerwartung) und interne Anforderungen (z.B. Schmerzen) zu bewältigen. Die Psychologie kennt nicht nur eine, sondern viele Gesundheiten und geht von mehreren Befindlichkeitsdimensionen aus. Insofern existiert in diesem Verständnis die Sichtweise eines Gesundheits-/Krankheitskontinuums (vgl. Magistrat der Stadt Wien – Wiener Gesundheits- und Sozialsurvey 2003, S. 46).

- **Soziologisches Gesundheitsverständnis**

  Soziologische Theorien sehen vor allem den Zusammenhang zwischen sozialen Strukturen und der gesundheitlichen Befindlichkeit von Gesellschaftsmitgliedern. Gesundheit steht im Einklang mit der Bewältigung von sozialen Rollen und Leistungsanforderungen. Zudem schließen sich gutes gesundheitliches Befinden und moderate Beschwerden nicht aus, sondern sind miteinander vereinbar (vgl. Magistrat der Stadt Wien – Wiener Gesundheits- und Sozialsurvey 2003, S. 46).

(c) Gesundheitsverständnis im historischen Kontext

- **Antike**

  Hippokrates (460 v. Chr.) gilt mit seiner „Lehre von der Lebensweise" (Diätetik) als Begründer der Gesundheitslehre. An erster Stelle steht die Frage: Was erhält mich mit meiner besonderen Konstitution unter welchen Umweltbedingungen gesund? Ernährungstherapie und physikalische Anwendungen (z.B. Wärme, Kälte, Licht, Luft) stehen im Vordergrund. Krankheit wird als natürliches Geschehen im Sinne eines Ungleichgewichtes der Körpersäfte interpretiert.

- **Spätantike**

  Die hippokratische Lehre wird von Galenius (130 v. Chr.) leicht modifiziert, das primäre Prinzip der „Diätetik" wird jedoch kurativen Maßnahmen (z.B. Medikamentengaben) nachgeordnet.

- **Mittelalter**

  Die diätetische Gesundheitslehre tritt in den Hintergrund. Im Zuge der Christianisierung wird Krankheit als Aufwertung gedeutet. Dem Kranken gilt nun das christliche Mitleid, weil Krankheit eine Prüfung auf Erden darstellt, die die Gottesfürchtigkeit der Menschen auf die Probe stellt.

- **Neuzeit**

  Gesundheit erfährt wieder eine Aufwertung und wird als Vorausset-zung für Leistungs- und Arbeitsfähigkeit gesehen. Gesundheit wird gleichzeitig zum Synonym für Sittlichkeit, da gesundes Leben einen sittlichen Lebenswandel unterstützt. Dies bedeutet beispielsweise mäßiges Essen, wenig Alkohol. Krankheit hingegen wird als Stigma begriffen, als ein Zeichen für sündiges Leben.

- **Moderne**

  Gesundheit als Synonym für Arbeits- und Leistungsfähigkeit bleibt nicht mehr gesellschaftlichen Eliten vorbehalten. Zur Gesunderhal-tung wird auch die restliche Bevölkerung medikamentös versorgt und hygienisiert. Dahinter steht das Zeitalter der Industrialisierung, wel-ches gesunde Menschenmassen erfordert.

- **Gegenwart**

  Entwicklungen der Neuzeit und Moderne beeinflussen die gegenwär-tige Verfassung von Gesundheit. Gesundheit wird zum höchsten Wert erhoben. Langes und gesundes Leben wird zum Sinn des Lebens, verknüpft mit der Vorstellung, man brauche nur ausreichend auf seine Gesundheit zu achten. Es wird suggeriert, dass Gesundheit eine plan-bare und jederzeit herstellbare Größe darstellt (vgl. Klotter 1997, S. 20–25).

Einflussfaktoren auf Gesundheit

Die Vielfalt an Einflussfaktoren auf Gesundheit kann vereinfacht durch eine Gliederung in Gesundheitsressourcen und Gesundheitsrisiken darge-stellt werden. In beiden Fällen sind drei Ebenen relevant: Die erste Ebene beinhaltet personale Ressourcen und Risiken und bezieht sich dabei auf physische und psychische Faktoren. Die zweite Ebene beinhaltet Verhal-tens- und Lebensweisen, wobei diese in engen Bezügen zu personalen Faktoren sowie Lebensbedingungen stehen. Die dritte Ebene beinhaltet Lebensbedingungen.

Gesundheitsressourcen

Personale Ressourcen werden in physische und psychische Ressourcen unterteilt. Physische Ressourcen sind durch Konstitution (anlagebedingtes

Funktions- und Leistungsgefüge) und Disposition (ererbte oder erworbene Bereitschaft des Organismus, auf Einflüsse zu reagieren) bedingt. Psychische Ressourcen beziehen sich auf Persönlichkeitseigenschaften (z.B. Selbstvertrauen, positives Selbstwertgefühl, Zuversicht, interpersonales Vertrauen). **Verhaltens- und Lebensweisen** verweisen auf Aktivitäten, die von einer sich gesund fühlenden Person unternommen werden (z.B. ausreichend Schlaf, Bewegung, Körperbeobachtung). **Lebensbedingungen** verweisen auf günstige Bedingungen in der Familie (z.B. Achtung, Wärme, Rücksichtnahme, wechselseitige Unterstützung), günstige Bedingungen am Arbeitsplatz (z.B. positives Betriebsklima), intakte nachbarschaftliche Beziehungen, materielle Bedingungen (z.B. Wohnraum), ein Netz an Gesundheitsdiensten sowie sozialen, kulturellen und pädagogischen Einrichtungen und demokratischen, rechtsstaatlichen Einrichtungen (vgl. Waller 1996, S. 26–35).

Gesundheitsrisiken

Personale Risiken im Sinne von physischen Risiken umfassen Krankheiten, die zum einen genetisch festgelegt sind, zum anderen Krankheiten, die unter bestimmten Umweltbedingungen auftreten. Psychische Risiken werden zu bestimmten „Persönlichkeitstypen" (z.B. Krebspersönlichkeit, koronare Risikopersönlichkeit) in Beziehung gesetzt. Ein integrales Konzept über „sozio-psychosomatische" Risiken bietet die Stressforschung und fasst drei Kategorien von Risiken zusammen:

(a) kritische Lebensereignisse (z.B. unerwarteter Verlust einer wichtigen Bezugsperson, Trennung oder Scheidung, das plötzliche Eintreten einer schweren Krankheit, Arbeitsplatzverlust),

(b) chronische Belastungen (z.B. Doppelbelastungen durch Arbeit und Haushalt, körperliche und psychische Belastungen in der Arbeitswelt, lang andauernde Arbeitsüberlastungen, enttäuschte Karriereerwartungen, andauernde Konflikte mit Partnern, emotionale Spannungen mit Kindern, lang andauernde Krankheiten),

(c) schwierige Übergänge im Lebenszyklus (z.B. von der Kindheit ins Erwachsenenalter, von der Schule in die Arbeitswelt, von der Arbeitswelt in die Pension).

Verhaltens- und Lebensweisen werden in einem konkreten Risikoverhalten zum Ausdruck gebracht. Dazu zählen Rauchen, Alkoholmissbrauch, Fehl- und Überernährung, Bewegungsmangel, Stress, Drogen- und Arzneimittelmissbrauch, gefährdendes Fahrverhalten, gewalttätiges

Sozialverhalten. **Lebensbedingungen** beziehen sich auf Arbeit (z.B. Berufskrankheiten, Arbeitsunfälle, Arbeitslosigkeit), Wohnung (Ausstattung, Überbelegung, Verkehrsanbindung, Luftverschmutzung), Schichtzugehörigkeit (Ausbildung, Einkommen) und ökologische Risiken (Pestizide, Abgase, Müllverbrennung) (vgl. Waller 1996, S. 45–79).

3.1.1.3 Fachdidaktische Hinweise

Der fachtheoretische Lehrinhalt wird im Rahmen eines Einlehrervortrages mit begleitenden Medieneinsätzen sowie eigenständigen Verarbeitungsformen unterrichtet. Bedeutsam dabei ist der Motivationsaspekt durch den persönlichen und engagiert wirkenden Einsatz der Lehrperson.

Um das unterschiedliche Gesundheitsverständnis darzustellen, erfolgt ein **medienunterstützter Lehrervortrag** (OH-Folie). Impulsgebend wird am Beginn von der Lehrperson darauf hingewiesen, dass Strömungen der Neuzeit und der Moderne das gegenwärtige Gesundheitsverständnis mitbestimmen. Da Vorwissen zum beabsichtigten Input vorliegt, werden die Hauptgliederungspunkte in Satzform dargestellt und von der Lehrperson mit verständlichen Umschreibungen (Paraphrasen) versehen. Nach Darbietung der Hauptgliederungspunkte werden diese von der Lehrperson elaboriert. Im Zusammenhang unterschiedlicher wissenschaftlicher sowie subjektiver Sichtweisen im Gesundheitsverständnis weist die Lehrperson auf das für Pflegepersonen notwendige Bewusstsein hin, sich mit der Vielfalt an Sichtweisen, die als Konsequenz ein unterschiedliches Gesundheitshandeln bzw. -verhalten bedingen, auseinander zu setzen.

Die Vermittlung erfolgt im **expertenheterogenen Teamteaching**. Ausgehend von einem kooperativen Input verschiedener Experten (z.B. Mediziner, Psychologe, Soziologe, Pflegewissenschaftler) erfolgt die Verarbeitung unterschiedlicher Sichtweisen in heterogenen, arbeitsunterschiedlichen Kleingruppen. Die unterschiedliche Thematik wird gesprächsmäßig mit den jeweiligen Experten durchgearbeitet. Es werden so viele Verarbeitungsrunden mit systematischem Expertenwechsel durchgeführt, bis alle Kleingruppen den gesamten Input behandelt haben. Für den Lehrinhalt „Einflussfaktoren auf Gesundheit" werden aufgrund des Vorliegens unterschiedlicher Inhaltsaspekte **„aufgabenunterschiedliche" Kleingruppen** zur Erarbeitung von Beispielen (personale Bedingungen, Verhaltens- und Lebensweisen, Lebensbedingungen) eingesetzt. Im Anschluss erfolgt die Präsentation von Lernarbeitsergebnissen, wobei die Lehrperson im Bedarfsfall korrigierend, ergänzend, diskussionsanregend sowie resümierend agiert.

In der abschließenden **Einzelarbeit** wird das eigene Gesundheitsverständnis hinterfragt und eingeordnet. Folgenden Fragestellungen wird dabei nachgegangen:

(a) Wie würden Sie Ihr eigenes Verständnis von Gesundheit beschreiben?

(b) Welche Überlegungen haben dabei Ihre Sichtweise am stärksten beeinflusst?

(c) Welche Gesundheitsressourcen sowie -risiken haben Sie?

Die Lehrperson weist eingehend darauf hin, dass der Anspruch, Patienten stärker zu Gesundheitsverhalten zu veranlassen, zunächst die Entwicklung eines eigenen Gesundheitsbewusstseins voraussetzt. Pflegepersonen benötigen nicht nur ein „Gesundheitswissen", sondern auch ein „Gesundheitsgewissen". Als didaktische Lernorte dienen Lehrsaal und Gruppenräume. Zeitbedarf: 400 Minuten, 8 UE.

3.1.2 Lernziel 2: Salutogenese – ein wissenschaftliches Gesundheitskonzept

Die Pflegeperson kann die zentralen Konstrukte der Salutogenese ausführlich beschreiben (EX), daraus resultierende Implikationen für Beratung in der Pflege ableiten und erklären (EX) sowie das eigene Gesundheitsverhalten vor diesem Hintergrund überprüfen (ER).

3.1.2.1 Lernzielrelevante Definitionen

(a) **Pathogenese.** Das Interesse liegt bei der Frage nach der Krankheitsentstehung sowie nach den einer Krankheit zugrunde liegenden Ursachen.

(b) **Salutogenese.** Das Interesse liegt bei der Frage der Gesundheitsentstehung und jenen Ursachen, weshalb Menschen trotz einer Vielzahl an Gesundheitsrisiken gesund bleiben.

(c) **Gesundheits-/Krankheitskontinuum.** Annahme, dass keine Grenzlinie zwischen Gesundheit und Krankheit besteht. Die Zustände „gesund" und „krank" schließen einander nicht aus.

(d) **Stressoren.** Physische, psychosoziale und biochemische Belastungsfaktoren, die auf Gesundheit einwirken.

(e) **Widerstandsressourcen**. Schützende Faktoren, die in Interaktion zu den Stressoren stehen.

(f) **Kohärenzgefühl**. Grundorientierung bzw. Lebenseinstellung eines Menschen, wodurch die Wirkkraft der Widerstandsressourcen bestimmt wird.

3.1.2.2 Lehrinhalte

3.1.2.2.1 Fachtheoretischer Lehrinhalt

Das „Konzept der Salutogenese" geht auf den Medizinsoziologen Aaron Antonovsky (1923–1994) zurück. Im Unterschied zu der in der Pflege üblichen pathogenetisch orientierten Frage nach den Ursachen von Krankheiten steht im Zentrum der salutogenetisch orientierten Frage, wie es Menschen schaffen, trotz Konfrontation mit einer Vielzahl von Gesundheitsrisiken gesund zu bleiben. Der Zugang zum Thema „Gesundheit – Krankheit" erfolgt für Pflegepersonen damit nicht nur über die Frage „Was macht uns krank?", sondern auch über die Frage: „Was hält uns gesund?" Diese Sichtweise bedeutet einen Paradigmenzuwachs für die professionelle Pflege. Demnach werden Gesundheitsrisiken (Stressoren) Gesundheitsressourcen (Widerstandsressourcen) gleichbedeutend gegenübergestellt.

Zentrale Konstrukte der Salutogenese

Gesundheits-/Krankheitskontinuum

In der dichotomen Klassifikation, die der gesamten medizinischen und pflegerischen Versorgung zugrunde liegt, wird davon ausgegangen, dass Krankheit und Gesundheit sich als zwei unterschiedliche Zustände ausschließen. M.a.W.: Es kann jeweils nur einer von beiden Zuständen vorliegen. Antonovsky (1997) vertritt, dass es keine klare Trennung zwischen Gesundheit und Krankheit gibt, sondern ein Kontinuum mit den beiden Endpunkten Gesundheit und Krankheit. Die Frage, wo auf diesem Kontinuum eine Person steht, ist das Ergebnis eines Prozesses zwischen belastenden (Stressoren) und schützenden (Widerstandsressourcen) Faktoren (vgl. Waller 1996, S. 15). Für die Praxis heißt das, dass jeder Mensch, auch wenn er krank ist, ebenso gesunde Anteile in sich trägt.

Generalisierte Widerstandsressourcen

Dieses Konstrukt beschreibt die für die Bekämpfung der Stressoren notwendigen Widerstandsressourcen. Dazu zählen: körperliche und konstitutionelle Ressourcen (z.B. körpereigenes Immunsystem), materielle Ressourcen (z.B. Verfügbarkeit von Geld), kognitive Ressourcen (z.B. Wissen und Intelligenz), emotionelle Ressourcen (z.B. stabiles Selbstwertgefühl), Werte und Haltungen (z.B. Optimismus, Flexibilität, Weitsicht), zwischenmenschliche Beziehungen (z.B. Freunde, tiefe Bindungen) und kulturelle Ressourcen (z.B. Rollen und Normen).

Kohärenzgefühl

Damit beantwortete Antonovsky die Frage: Was hält Menschen gesund? Es zählt zum Kernstück des Konzeptes und bringt eine individuelle psychologische Einflussgröße auf Gesundheit zum Ausdruck. Antonovsky definiert Kohärenzgefühl als „eine globale Orientierung, die ausdrückt, in welchem Ausmaß man ein durchdringendes, andauerndes und dennoch dynamisches Gefühl des Vertrauens hat" (Antonovsky 1997, S. 36). Das Kohärenzgefühl ist demnach eine Grundhaltung, wobei drei Komponenten bedeutsam sind:

(1) **Verstehbarkeit („comprehensibility").** Hierbei geht es darum, inwieweit jemand das Gefühl hat, dass seine innere und äußere Welt durchschaubar ist. Ein Stressor kann in Angriff genommen werden, wenn man das Gefühl hat, eine Übersicht über das Ausmaß des Problems zu haben.

(2) **Handhabbarkeit („manageability").** Sie bezieht sich auf die Möglichkeiten der Reaktion und des Eingreifens. Das Gefühl muss vorhanden sein, ausreichende Ressourcen für die Auseinandersetzung mit Stressoren zur Verfügung zu haben.

(3) **Sinnhaftigkeit („meaningfulness").** Sie beschreibt eine Lebenseinstellung, die Stressoren als zu bewältigende Aufgaben bezeichnet (vgl. Brieskorn-Zinke 1996, S. 54).

Ein starkes Kohärenzgefühl führt dazu, dass Menschen flexibel auf externe und interne Anforderungen reagieren und angemessene Ressourcen aktivieren können. Die Herausbildung eines starken Kohärenzgefühles hängt für Antonovsky von der Verfügbarkeit generalisierter Widerstandsressourcen in der Kindheit und Jugend ab. Im Erwachsenenalter hat sich das Kohärenzgefühl stabilisiert und kann durch radikale Veränderungen aus sozialen, kulturellen Einflüssen heraus bestimmt werden (vgl. Antonovsky 1997, S. 34–37; Brieskorn-Zinke 2000, S. 375–380).

Im Sinne der Salutogenese nach Antonovsky ist davon auszugehen, dass ein Mensch mit stark ausgeprägtem Kohärenzsinn auch eher in der Lage sein wird, mit seinen Symptomen gesundheitsförderlich umzugehen. Gesundheitsförderung setzt in diesem Kontext bei der Stärkung des Kohärenzsinns an (vgl. Dlugosch/Schmidt 1997, S. 36–38).

Antonovsky versteht sein Konzept nicht als konkurrierendes Konzept zur pathogenetischen Sichtweise, sondern vielmehr als notwendige Ergänzung, und spricht daher von einer „komplementären Beziehung" (vgl. Antonovsky 1997, S. 29).

Implikationen für Beratung in der Pflege

Die Frage nach der Krankheitsentstehung (Pathogenese) wird um die Frage nach den Entstehungsbedingungen von Gesundheit (Salutogenese) erweitert. Defizitorientierte Sichtweisen werden durch ressourcenorientierte Sichtweisen ergänzt und erfordern daher für Pflegepersonen Rückgriffe auf vorhandene Widerstandsressourcen. In Orems (1997) Diktion bedeutet dies, dass es trotz Vorhandensein von Selbstpflegedefiziten gleichzeitig auch Selbstpflegekompetenzen gibt, auf die der Blick der Pflege gerichtet ist (z.B. im Assessment bzw. Einschätzungsgespräch). Wenn das Kohärenzgefühl als individuelles Regulationspotenzial für Gesundheit betrachtet wird, setzen Pflegepersonen bei der Stärkung des Kohärenzsinns von Menschen in kritischen Lebensphasen (z.B. bei akuter Krankheit, bei Eintritt einer chronischen Erkrankung, bei Eintritt von Pflegebedürftigkeit) an. Es sind vor allem Pflegepersonen, die das Erleben und die Folgen von Krankheit mit den Patienten und Angehörigen aufarbeiten. Pflegepersonen können Patienten bei der Auseinandersetzung und Bewältigung physischer, psychischer und sozialer Folgeprobleme von Erkrankungen durch Beratungsgespräche unterstützen.

3.1.2.3 Fachdidaktische Hinweise

Der fachtheoretische Lehrinhalt wird im Rahmen eines Einlehrervortrages mit Informationsinput, interkommunikativer Verarbeitungsvariante (Diskussion) und eigenständiger Verarbeitungsform (Kleingruppenarbeit) unterrichtet. Die Lehrperson verweist am Beginn auf die Forderung an Pflegepersonen, pathogenetisch orientierte Sichtweisen von Gesundheit/ Krankheit durch salutogenetisch orientierte Sichtweisen zu erweitern. Um die Bedeutung zentraler Konstrukte im Konzept der Salutogenese hervorzustreichen, ist ein übersichtlich gegliederter **Textinput** erforderlich. Pflegepersonen haben dabei die Möglichkeit, Textstellen durch Markieren hervorzuheben.

Die darauf folgende Diskussion, welche von der Lehrperson moderiert wird, ermöglicht es Pflegepersonen, eigene Standpunkte und Erfahrungswerte aus dem Berufsfeld einzubringen. Im Anschluss erfolgt in Form von **„aufgabengleicher" Kleingruppenarbeit** die Erarbeitung von Implikationen für Beratung in der Pflege, die einerseits aus dem Konzept der Salutogenese abgeleitet, andererseits durch Lehrzielverknüpfung (z.B. Gesundheits- und Krankenpflege, Gesundheitsförderung) herstellbar sind. Im Rahmen der Präsentation von Lernarbeitsergebnissen bringt die Lehrperson Korrekturen, Ergänzungen und Kommentare ein. Die Lernarbeitsergebnisse werden vervielfältigt. Abschließend wird durch Einzelarbeit das eigene Gesundheitsverhalten in Anlehnung an „zentrale Konstrukte der Salutogenese" reflektiert. Die Lehrperson weist auf Literaturquellen zur vertiefenden Auseinandersetzung hin. Als didaktische Lernorte dienen hierzu Gruppenräume und der Lehrsaal. Zeitbedarf: 200 Minuten, 4 UE.

3.1.3 Lernziel 3: Krankheitsprävention

Die Pflegeperson kann die Klassifikation von Krankheitsprävention ausführlich beschreiben sowie von Gesundheitsförderung abgrenzen (EX), Präventionsmaßnahmen aufzählen und erklären (EX) sowie anhand eines Beispiels Implikationen für Beratung in der Pflege ableiten und begründen (ER).

3.1.3.1 Lernzielrelevante Definitionen

(a) **Krankheitsprävention.** Krankheiten durch Beseitigung von Risikofaktoren zu verhindern, weniger wahrscheinlich machen bzw. verzögern.

(b) **Verhaltensprävention.** Krankheiten durch Veränderung des Verhaltens (z.B. Umgang mit Suchtmitteln) vermeiden.

(c) **Verhältnisprävention.** Krankheiten durch Veränderung von Verhältnissen (z.B. Wohnsituation) vermeiden.

3.1.3.2 Lehrinhalte

3.1.3.2.1 Fachtheoretischer Lehrinhalt

In den Berufspflichten des GUKG (1997) wird explizit auf Prävention Bezug genommen. Im eigenverantwortlichen Tätigkeitsbereich ist dazu unter §14, Abs. 2, Z. 6, auf „Information über Krankheitsvorbeugung" sowie im interdisziplinären Tätigkeitsbereich auf die „Mitwirkung bei Maßnahmen zur Verhütung von Krankheiten und Unfällen" hingewiesen. Demnach werden erstmals in der Berufsgeschichte Präventivmaßnahmen angeführt und mit kurativen Maßnahmen gleichgesetzt.

Klassifikation von Präventionsmaßnahmen

Zeitpunkt

- **Primäre Prävention.** Hierin sollte Krankheitsverhütung wirksam werden, wenn noch keine Krankheit aufgetreten ist. Sie umfasst die Verhütung von Krankheit durch (a) Beseitigung ursächlicher Faktoren (z.B. Ausrottung von Virusstämmen), durch (b) Erhöhung der Widerstandskraft des Menschen (z.B. Schutzimpfungen), durch (c) Veränderungen der Umweltfaktoren (z.B. Hygienemaßnahmen) und durch (d) personenbezogene Maßnahmen (z.B. Raucherentwöhnung).
- **Sekundäre Prävention.** Sie hat zum Ziel, Krankheiten und Risikofaktoren frühzeitig zu erkennen und früh zu therapieren. Demnach werden Früherkennungsuntersuchungen bei einzelnen Menschen bzw. ausgewählten Bevölkerungsgruppen durchgeführt.
- **Tertiäre Prävention.** Das Ziel liegt in der Verhütung der Krankheitsverschlechterung oder von Folgeerkrankungen. Sie richtet sich an Menschen, bei denen bereits ein Leiden manifest ist (z.B. Schulung von Diabetikern in Fragen der Injektionstechnik) (vgl. Franzkowiak 1996, S. 87).

Ziel

- **Verhaltensprävention.** Hierin wird Krankheitsvermeidung durch Änderung des Verhaltens von Gruppen und/oder Individuen wirksam (z.B. Ernährungsverhalten, Stressbewältigung).
- **Verhältnisprävention.** Hierin wird Krankheitsvermeidung durch Veränderung der biologischen, technischen und sozialen Umwelt wirksam (z.B. Bekämpfung der Luftverschmutzung).

118

Methoden

Dazu zählen:

- **Gesundheitsaufklärung und -beratung im Sinne von Information.** Diese kann entweder durch „persönliche" Kommunikation (z.B. Einzel-, Gruppengespräche) oder „unpersönliche" Kommunikation (z.B. Faltblätter, Merkblätter, Rundfunk, Fernsehen) stattfinden.
- **Gesundheitserziehung und -bildung.** Während Erziehung den Menschen in Richtung Selbstbestimmung unterstützt, ist Bildung die Fähigkeit des Einzelnen, das in der Erziehung Begonnene selbstbestimmt fortzusetzen.
- **Gesundheitsselbsthilfe.** Umfasst selbst organisierte Aktivitäten von Menschen, die aktiv auf wahrgenommene Defizite im Lebensbereich reagieren (z.B. chronische Erkrankungen, Sucht).

Zielgruppen

Es kommen alle Altersgruppen der Bevölkerung infrage, wobei diese jedoch nach Krankheitsrisiken differenziert werden (vgl. Waller 1996, S. 150).

Tab. 8: Abgrenzung von Prävention und Gesundheitsförderung nach Laaser/ Hurrelmann (1998)

	Gesundheitsförderung	Primärprävention	Sekundärprävention	Tertiärprävention
Interventionszeitpunkt	Gesundheitszustand	Erkennbare Risikofaktoren	Krankheitsfrühstadium	nach akuter Krankheitsbehandlung
Zielgruppe	Gesamtbevölkerung	Risikogruppen	Patienten	Rehabilitanden
Zielsetzung	Beeinflussung von Verhältnissen und Lebensweisen	Becinflussung von Verhalten und Risikofaktoren	Beeinflussung von Krankheitsauslösern	Vermeidung von Folgeerkrankungen
Interventionsorientierung	ökologischer Ansatz	vorbeugender Ansatz	korrektiver Ansatz	kompensatorischer Ansatz

Präventionsmaßnahmen

Präventivmedizinische Maßnahmen

Sie beziehen sich auf primäre, sekundäre und tertiäre Prävention. Zur Primärprävention zählen Schutzimpfungen, die sich nach epidemiologischer Situation und Gefährdung ausrichten, sowie Maßnahmen der Vit-D-Prophylaxe (Neugeborene) und Jodprophylaxe. Zur Sekundärprävention zählen Früherkennungs- bzw. Vorsorgeuntersuchungen, die den Hauptteil der Präventionsmaßnahmen darstellen (Mutterschaftsuntersuchungen, Neugeborenenscreening, Früherkennungsuntersuchungen für Kinder bis zum sechsten Lebensjahr zur Erkennung angeborener und chronischer Erkrankungen, Maßnahmen zur Verhütung von Zahnerkrankungen, Früherkennungsuntersuchungen von Krebserkrankungen und Herz-Kreislauf-Erkrankungen). Zur Tertiärprävention zählen Maßnahmen, die Folgekrankheiten vermeiden. Dazu zählen beispielsweise Diabetikerschulungen, um Gefäßschäden zu vermeiden (vgl. Waller 1996, S. 153–161).

Verhaltenspräventive Maßnahmen
Sie beziehen sich auf Risiken der Verhaltens- und Lebensweisen. Hierzu zählen: Verbesserung des Ernährungsverhaltens, Bekämpfung des Rauchens und Förderung des Nichtrauchens, Stärkung der Stressbewältigung, Förderung körperlicher Betätigung, Bekämpfung von Alkohol-, Drogen- und Arzneimittelmissbrauch, Bekämpfung gefährlichen Fahrverhaltens und Förderung positiven Fahrverhaltens, Bekämpfung gewalttätigen Sozialverhaltens (vgl. Waller 1996, S. 162–168).

Verhältnispräventive Maßnahmen
Sie beziehen sich auf Risiken der Lebensbedingungen. Hierzu zählen: Entwicklung von Verfahren zur Überwachung, Abschätzung und Bekämpfung von Umweltgefahren, Bekämpfung der Wasser- und Luftverschmutzung, Verbesserung der Lebensmittelsicherheit, Verbesserung der Maßnahmen zur Beseitigung gefährlicher Abfälle und Verbesserung im Wohn- und Siedlungswesen (vgl. Waller 1996, 169–177).

Implikationen für Beratung in der Pflege
Am Beispiel von Tertiärprävention nach Operationen am arteriellen Gefäßsystem (z. B. Arterienverschlüsse an Extremitäten)
Priorität nimmt eine Veränderung der Lebensweise zur Verhinderung von Rezidiven ein. Ansatzpunkte sind: Ernährungsfehler vermeiden (z. B. fett- und kohlenhydratreiche Nahrung), Normalgewicht anstreben, Rauchen einschränken bzw. vermeiden, durchblutungsfördernde Maßnahmen (z. B. tägliche Gymnastik und/oder 8- bis 10-Kilometer-Wegstrecken), lokale

Einengungen durch Kleidungsstücke vermeiden (z B. Gummizüge), regelmäßige Medikamenteneinnahme (Antikoagulation).

3.1.3.3 Fachdidaktische Hinweise

Der fachtheoretische Lehrinhalt wird im Rahmen eines Einlehrervortrages mit begleitenden Medieneinsätzen (Overhead-Folie), interkommunikativer Verarbeitungsvariante (Gespräch) sowie eigenständiger Verarbeitungsform (Kleingruppenarbeit) unterrichtet. Die Lehrperson verweist am Beginn der Ausführungen auf die Notwendigkeit, Prävention als pathogen orientierte Sichtweise von Gesundheit/Krankheit zu positionieren und damit von Gesundheitsförderung abzugrenzen.

Um die Klassifikation von Präventionsmaßnahmen darzustellen, erfolgt ein **medienunterstützter (OH-Folie) Lehrervortrag.** Da der Lehrervortrag auf Vorwissen aufbaut, werden die Hauptgliederungspunkte vorgelesen und mit Paraphrasierungen verdeutlicht. Im anschließenden lehrpersongeleiteten Verarbeitungsgespräch werden Fragen bzw. Verständnisfragen aufgegriffen.

Für die Erarbeitung von Präventionsmaßnahmen werden aufgrund unterschiedlicher Inhaltsaspekte (primäre, sekundäre und tertiäre Prävention; Verhaltens- und Verhältnisprävention) **„aufgabenunterschiedliche" Kleingruppen** gewählt. Die abschließende Präsentation ermöglicht ergänzende, korrigierende und resümierende Stellungnahmen durch die Lehrperson. Implikationen für Beratung in der Pflege werden infolge einer Lehrzielverknüpfung (Unterrichtsfach Gesundheits- und Krankenpflege) in **Einzelarbeit** erarbeitet. Als didaktische Lernorte dienen Lehrsaal und Gruppenräume. Zeitbedarf: 100 Minuten, 2 UE.

3.1.4 Lernziel 4: Gesundheitsförderung

Die Pflegeperson kann Kernelemente der Gesundheitsförderung ausführlich beschreiben (EX), Ansätze der Gesundheitsförderung erklären (EX), konkrete Projekte aufzählen (ER) sowie anhand eines Beispiels Implikationen für Beratung in der Pflege ableiten und begründen (ER).

3.1.4.1 Lernzielrelevante Definitionen:

(a) **Gesundheitsförderung.** Umfasst Maßnahmen zur gesundheitserhaltenden Beeinflussung von Lebensbedingungen. Dazu zählen medizinische, hygienische, kulturelle, soziale, ökonomische und ökologische Maßnahmen.

(b) **Setting.** Umfasst den unmittelbaren Lebensbereich (z.B. Schule, Arbeitsplatz), in dem gesundheitsfördernde Maßnahmen stattfinden.

3.1.4.2 Lehrinhalte

3.1.4.2.1 Fachtheoretischer Lehrinhalt

Als Grundlage der Gesundheitsförderung dient ein erweitertes Verständnis von Gesundheit, welches sich an der Salutogenese orientiert. Die Stärkung und Entwicklung von Gesundheitsressourcen und -potenzialen steht dabei im Zentrum. Erstmals in der Berufsgeschichte von Pflegepersonen wird in den Berufspflichten des GUKG (1997) auf Gesundheitsförderung hingewiesen.

Kernelemente der Gesundheitsförderung

Bei der Festlegung der Aufgaben zur Gesundheitsförderung (GF) spielte die WHO eine entscheidende Rolle. In diesem Zusammenhang wurden fünf Kernelemente festgelegt:

(1) GF umfasst die gesamte Bevölkerung in ihren alltäglichen Lebenszusammenhängen und nicht nur Menschen mit einem speziellen Krankheitsrisiko. Damit ist die Zielgruppe auf die gesamte Bevölkerung erweitert.

(2) GF verbindet unterschiedliche, jedoch einander ergänzende Methoden und Ansätze. Dazu zählen Kommunikation, Erziehung, Gesetzgebung (z.B. gesündere Konsumgüter), Gemeinwesenarbeit.

(3) GF zielt auf die aktive Mitarbeit der Bevölkerung und unterstützt Selbsthilfebewegungen. Damit werden Laienbewegungen angesprochen.

(4) Aktivitäten der GF zielen auf Bedingungen und Ursachen von Gesundheit und gewährleisten, dass die Umwelt des Menschen der Gesundheit förderlich ist, auch die, auf die der Einzelne keinen direkten Einfluss hat.

(5) GF ist nicht nur Aufgabe für die im Gesundheits- und Sozialbereich Tätigen, sondern für alle gesellschaftlichen Bereiche (vgl. Naidoo/ Wills 2003, S. 76).

Strategisch findet Gesundheitsförderung im „Setting" statt und bezieht sich im vorliegenden Zusammenhang auf relevante Lebenswelten und soziale Systeme bestimmter Bevölkerungsgruppen. Dazu zählen beispielsweise Familie, Schule, Gemeinde, Stadt und der Arbeitsplatz Krankenhaus. Das Konzept der „Settings für Gesundheit" beruht auf der Voraussetzung, dass jede Organisation und/oder Gemeinschaft ihr eigenes gesundheitliches Entwicklungspotenzial besitzt, welches gefördert werden kann. Es sollen in diesen Lebensbereichen die jeweiligen Gesundheitspotenziale identifiziert und entwickelt werden (vgl. Grass 1999, S. 25–26).

Ansätze der Gesundheitsförderung

- **Ansatz der Verhaltensänderung.** Zielt darauf, Menschen zu unterstützen, gesündere Verhaltensweisen als Schlüssel zur Verbesserung von Gesundheit anzunehmen. Dies erfolgt beispielsweise durch Raucher-, Ernährungs- und Bewegungskampagnen. Es ist ein expertengeleiteter „Top down"-Ansatz (vgl. Naidoo/Wills 2003, S. 93–94).

- **Ansatz der Gesundheitsaufklärung.** Zielt darauf, Menschen Wissen sowie die notwendigen Fähigkeiten und Fertigkeiten zu vermitteln, damit sie auf dieser Basis die richtigen Entscheidungen über ihr Gesundheitsverhalten selbst treffen können. Dies erfolgt beispielsweise durch Informationsmaterialien, persönliche Beratung (Einzel- und Gruppenberatung) und Fortbildungsprogramme (vgl. Naidoo/Wills 2003, S. 95).

- **Ansatz des „Empowerment".** Zielt auf einen Prozess, der den Menschen ein höheres Maß an Selbstbestimmung über die eigene Gesundheit ermöglichen soll (WHO 1986). Es ist ein von „unten nach oben" gerichteter Ansatz und umfasst mehr Einfluss und Macht zur Veränderung der Lebensverhältnisse (z.B. Verbesserung der Spielmöglichkeiten in der Wohnsiedlung, Verbesserung der Kommunikationsstrukturen am Arbeitsplatz) (vgl. Naidoo/Wills 2003, S. 96–97).

- **Ansatz der sozialen und politischen Veränderung.** Zielt auf die Ebene der Politik oder Lebensverhältnisse der Menschen, um Veränderungen in den physischen, sozialen und ökonomischen Lebensbedingungen herbeizuführen (z.B. Veränderungen der Preise bei Vollkornprodukten, Verhandlungen mit Lebensmittelherstellern, Subventionierung von Bioprodukten). Es ist ein „Top down"-Ansatz (vgl. Naidoo/Wills 2003, S. 98–99).

Konkrete Projekte

Seit Verabschiedung der Ottawa-Charta wurden von der WHO vier europaweite Gesundheitsförderungsprojekte initiiert, an denen sich Österreich erfolgreich beteiligen konnte. Dazu zählen das Gesunde-Städte-Projekt, die Gesundheitsförderung im Betrieb, das Netzwerk „Gesundheitsfördernde Krankenhäuser" und das Netzwerk „Gesundheitsfördernde Schulen".

Am Beispiel „Wien – Gesunde Stadt" (1996) wurden Subprojekte zu wichtigen Themen (Frauen, Männer, Schule, Ausländer, Stadterneuerung, alte Menschen, Selbsthilfe, Gesundheitsinformation) festgelegt. Zum Schwerpunkt Frauen und Männer wurden die Gesundheitszentren „FEM" und „MEN" eingerichtet. Mit dem Projekt „Muttersprachliche Beratung für türkische Spitalspatienten" wurde versucht, der Chancengleichheit aller Bürger Rechnung zu tragen. Seither werden Übersetzer in den Wiener Gemeindespitälern eingesetzt. Das Projekt „Stadterneuerung und Stadterweiterung" zielte auf notwendige Bedingungen für Gesundheit im Wohn- und Lebensbereich sowie die Ausschaltung von Störfaktoren. Zum Thema „Ältere Menschen" wurde die Initiative „Sicher gehen über Sechzig" (1996) und eine Servicestelle am Wiener Institut „Sicher Leben" installiert. Seit 1991 verfügt die Stadt Wien über eine eigene Abteilung für Gesundheitsinformation (vgl. Grass 1999, S. 81–84).

Implikationen für Beratung in der Pflege

Am Beispiel von „Gesundheitsförderung am Arbeitsplatz"

Dazu zählt das Generieren von Ressourcen in folgenden Bereichen:

(1) Konstruktive Konfliktbewältigung durch Verbesserung personaler Kommunikations- und Konfliktbewältigungskompetenzen (z. B. über sich selbst reden zu können, Konflikte direkt ansprechen und offen austragen zu können, Zeit und Raum für Konflikte zu haben);

(2) Team als Kraftquelle (z. B. Gefühl gegenseitiger Verbundenheit, Bestärkung im Team zu erfahren, Gefühl, in Krisen mitgetragen zu werden, Bestätigung und Lob zu bekommen, Gefühle von Frustration zu teilen);

(3) Teamleitung (z. B. Verbundenheit der Führungsperson mit Mitarbeitern, Vermittlung von Ehrlichkeit und Integrität);

(4) Pflegequalität (z. B. patientenorientierte Organisation, praxisorientierte Pflegestandards);

(5) Umgebungsbedingungen am Arbeitsplatz (z. B. optisch ansprechende Arbeitsräume, adäquat ausgestattete Arbeitsräume, Aufenthaltsmöglichkeiten) (vgl. Höppner 2004, S. 145–154).

3.1.4.3 Fachdidaktische Hinweise

Der fachtheoretische Lehrinhalt wird im Rahmen eines Einlehrervortrages mit begleitenden Medieneinsätzen und interkommunikativer Verarbeitungsvariante unterrichtet. Unter Bedachtnahme auf Lehrzielverknüpfungen (Salutogenese) verweist die Lehrperson zu Beginn des Inputs auf die Bedeutsamkeit, Gesundheitsförderung als salutogen orientierte Sichtweise von Gesundheit zu positionieren. Um Kernelemente der Gesundheitsförderung (GF) darzustellen, erfolgt ein **medienunterstützter Lehrervortrag** mittels Overhead-Folie. Die Hauptgliederungspunkte werden in Satzform dargestellt. Sie werden anschließend elaboriert und inhaltlich vollständig abgedeckt. Kenntnisse über Ansätze der GF werden im Sinne eines autodidaktischen Wissenserwerbs durch **Textinput** (kopierte Textstellen) ermöglicht. Konkrete Projekte der GF werden durch **expertenheterogenes Teamteaching** mittels Selbstzuordnung der (künftigen) Pflegeperson zu einem anwesenden Experten vermittelt. Die Erarbeitung von Implikationen für Beratung in der Pflege erfolgt in „aufgabengleicher" **Kleingruppenarbeit**, welche den Abschluss bildet. Im Anschluss erfolgt die Präsentation von Lernarbeitsergebnissen, wobei die Lehrperson Korrekturen, Ergänzungen und Kommentare einbringt. Die Lernarbeitsergebnisse werden vervielfältigt. Als didaktische Lernorte dienen Lehrsaal und Gruppenräume. Zeitbedarf: 300 Minuten, 6 UE.

3.2 Modul 2: Kommunikation in der Beratung als professionelles Handeln

Strukturziel

Der Lehrinhalt dieser Curriculumseinheit verfolgt unter anderem das Ziel, verbale und nonverbale Kommunikation mit daraus resultierenden Implikationen für Beratung, insbesondere Gesundheitsberatung in der Pflege darzustellen sowie grundlegende beratungsrelevante Gesprächstechniken im Kontext förderlicher personenzentrierter Grundhaltungen aufzuzeigen.

Kommentar

Pflegepersonen müssen sich darüber im Klaren sein, dass Kommunikation sowohl sprachliches wie nichtsprachliches Verhalten mit Mitteilungscharakter beinhaltet sowie bestimmte Grundeigenschaften aufweist, deren Kenntnis es ermöglicht, den ablaufenden Kommunikationsprozess in der Beratungssituation zu reflektieren und zu analysieren. Zusätzlich bedarf es für die Beratungssituation grundlegender Gesprächstechniken (z.B. aktives Zuhören) als spezifische Werkzeuge, die in verschiedenen Kombinationen Anwendung finden. Wirkkraft und Erfolg von Beratung in der Pflege wird von förderlichen personenzentrierten Grundhaltungen (z.B. Empathie) bestimmt.

3.2.1 Lernziel 1: Verbale und nonverbale Kommunikation

Die Pflegeperson kann den Grundvorgang verbaler und nonverbaler Kommunikation ausführlich beschreiben (EX), Grundeigenschaften (Axiome) der Kommunikation aufzählen und erklären (EX), Kommunikationsstörungen anhand von Beispielen erläutern (EX) und Metakommunikation als alternative Kommunikationsweise und Voraussetzung einer gelungenen Kommunikation praktizieren (EX) sowie die eigene verbale und nonverbale Kommunikation vor diesem Hintergrund überprüfen bzw. einordnen (ER).

3.2.1.1 Lernzielrelevante Definitionen

(a) **Kommunikation.** Einzelnes sprachliches und/oder nichtsprachliches Verhalten mit Mitteilungscharakter (vgl. Watzlawick 2003, S. 50–51).

(b) **Interaktion.** Wechselseitiger Ablauf von Mitteilungen in komplexer Form zwischen zwei oder mehreren Personen (vgl. Watzlawick 2003, S. 50–51).

(c) **Verbale Kommunikation.** Sprachliches Verhalten mit Mitteilungscharakter in gesprochener oder geschriebener Form.

(d) **Nonverbale Kommunikation.** Nichtsprachliches Verhalten mit Mitteilungscharakter durch Körper (z.B. Körperhaltung), Objekte (z.B. Kleidung) und räumliche Distanzen (z.B. Sozialdistanz).

(e) **Nachricht.** Set an sprachlichen und nichtsprachlichen Anteilen, worin gleichzeitig mehrere Botschaften enthalten sind (vgl. Schulz von Thun 2004, S. 33).

(f) **Botschaft.** Integrale Bestandteile einer Nachricht, die in expliziter (ausformulierter) oder impliziter (hineinlegbarer) Form vorliegen.

(g) **Axiome.** Grundeigenschaften der Kommunikation, die im Bereich des Zwischenmenschlichen stattfinden.

(h) **Metakommunikation.** Direkte, explizite Aussage über das Kommunikationsverhalten beider Kommunikationspartner.

3.2.1.2 Lehrinhalte

3.2.1.2.1 Fachtheoretischer Lehrinhalt

Mit Grundeigenschaften (Axiomen) der Kommunikation werden Pflegepersonen Kriterien vermittelt, anhand derer sie die im Beratungsprozess ablaufende Interaktion und Kommunikation selbst analysieren und hinterfragen können. Kommunikationsstörungen sind oft auf Verletzungen der Grundeigenschaften einer Kommunikation zurückzuführen. Die Beherrschung alternativer Kommunikationsweisen in Form von „Metakommunikation" ist eine notwendige Voraussetzung für eine gelungene Kommunikation.

Grundvorgang verbaler und nonverbaler Kommunikation

- **Kommunikationsmodell.** Dieses besteht nach Schulz von Thun (2004) aus drei Elementen: dem Sender, der etwas mitteilen möchte; der Nachricht, in der ein Anliegen in verschlüsselten Zeichen übermittelt wird; und dem Empfänger, dem es obliegt, die Nachricht zu entschlüsseln. Häufig meldet der Empfänger an den Sender zurück (Feedback), wie er die Nachricht entschlüsselt hat, und überprüft damit, ob das Empfangsresultat mit der Sendeabsicht übereinstimmt. Die Nachricht kann verbal und/oder nonverbal übermittelt werden (vgl. Schulz von Thun 2004, S. 25).

- **Nachrichten-Quadrat.** Schulz von Thun unterscheidet in ein und derselben Nachricht gleichzeitig vier Aspekte bzw. Seiten eines Quadrates:

  ○ Der **Sachinhalt** bezieht sich auf die Übermittlung einer Sachinformation.

  ○ Die **Selbstoffenbarung** übermittelt zusätzlich Informationen über den Sender, die entweder eine bewusste Selbstdarstellung oder unfreiwillige Selbstenthüllung sein kann. Sie enthält aus der Sicht des Senders „Ich-Botschaften".

o   Aus der **Beziehungsseite** geht hervor, wie der Sender zum Emp-
    fänger steht. Dies zeigt sich im Tonfall, in der Formulierung
    und/oder in anderen nonverbalen Begleitsignalen. Sie enthält aus
    der Sicht des Senders „Du-Botschaften" und „Wir-Botschaften".

o   **Appelle** vom Sender dienen dazu, den Empfänger zu veranlassen,
    bestimmte Dinge zu tun, zu denken, zu fühlen oder zu unterlassen
    (vgl. Schulz von Thun 2004, S. 26–30).

    Aus der Sicht des Senders sind alle vier Aspekte immer gleichzeitig
    im Spiel. Aus der Sicht des Empfängers bedeutet dies die freie Aus-
    wahl, auf welche Seite der Nachricht er reagieren will (vgl. Schulz
    von Thun 2004, S. 45–46). Watzlawick (2003) unterscheidet lediglich
    zwischen Inhalts- und Beziehungsaspekt, wobei der Inhaltsaspekt die
    „Sach-Seite", der Beziehungsaspekt die übrigen drei Seiten des Quad-
    rates einschließt (vgl. Watzlawick 2003, S. 55–56).

• **Implizite/explizite Botschaften.** In allen vier Aspekten einer Nachricht sind explizite (ausdrücklich formulierte) und implizite (nicht direkt gesagte, jedoch hineinlegbare) Botschaften enthalten. Implizite
  Botschaften werden häufig nonverbal (Mimik, Gestik) übermittelt
  (vgl. Schulz von Thun 2004, S. 33).

• **Kongruente/inkongruente Nachrichten.** Das gleichzeitige Vorhandensein von verbalen und nichtverbalen Anteilen an der Nachricht er-
  öffnet die Möglichkeit, dass sich diese Anteile entweder ergänzen
  oder widersprechen. Ergänzende, in die gleiche Richtung weisende
  Signale ergeben eine kongruente Nachricht, im Widerspruch stehende
  Signale ergeben eine inkongruente Nachricht (vgl. Schulz von Thun
  2004, S. 33).

• **Verbal/nonverbal.** Neben der sprachlichen Kommunikation und Interaktion in gesprochener Form sowie paralinguistischen Elementen
  (z. B. Lautstärke, Sprechgeschwindigkeit, Sprechpausen, Stimmvarian-
  ten) findet gleichzeitig auch nichtsprachliche Kommunikation statt.
  Dazu zählt Kommunikation durch den Körper (z. B. Körperkontakt,
  Körperhaltung, Mimik, Gestik, Blickrichtung), durch Objekte (z. B.
  Kleidung, Statussymbole) und räumliche Distanzen (z. B. Intimdistanz,
  persönliche, soziale und öffentliche Distanz) (vgl. Hornung/Lächler
  1994, S. 85–91). Das Nachrichten-Quadrat von Schulz von Thun lässt
  sich auch auf nonverbale Kommunikation anwenden, hierbei bleibt
  jedoch meist die „Sach-Seite" bzw. der Sachaspekt leer (vgl. Schulz
  von Thun 2004, S. 34).

128

Grundeigenschaften (Axiome) der Kommunikation

- **Unmöglichkeit, nicht zu kommunizieren.** Alles Verhalten hat Mitteilungscharakter, jedes Verhalten ist somit Kommunikation bzw. Interaktion. Selbst wenn sich Kommunikationspartner voneinander abwenden, beinhaltet dieses Verhalten eine bestimmte Information (vgl. Watzlawick 2003, S. 50–51).

- **Inhalts- und Beziehungsaspekt.** Jede Mitteilung des Senders hat einen Inhalt und zugleich eine weitere Information, die das Verhältnis, die Beziehung zum Empfänger zum Ausdruck bringt. Der Beziehungsaspekt ist dem Inhaltsaspekt übergeordnet und bestimmt dessen Verständnis. Der Inhaltsaspekt vermittelt somit Daten, der Beziehungsaspekt weist an, wie diese Daten aufzufassen sind und stellt somit eine „Metainformation" dar (vgl. Watzlawick 2003, S. 53–55).

- **Interpunktion von Ereignisfolgen.** Jeder Kommunikationspartner setzt für den Beginn eines Kommunikationsablaufes einen bestimmten subjektiven Anfangspunkt (Interpunktion). Jede Kommunikation enthält deshalb aus der unterschiedlichen Sicht der Kommunikationspartner eine bestimmte Struktur. Bei Störungen bedeutet dies, dass jeder Kommunikationspartner seinen eigenen Anfangspunkt setzt und dem anderen den Vorwurf des „Angefangen-Habens" macht. Kommunikation hat jedoch keinen Anfang und kein Ende, sie ist kreisförmig. Jedes Verhalten reagiert auf ein vorausgehendes und löst gleichzeitig ein Folgeverhalten aus (vgl. Watzlawick 2003, S. 57–60).

- **Digitale und analoge Kommunikation.** Digitale (genau bezeichenbare) Kommunikation erfolgt dann, wenn der Inhalt der Mitteilung in Zeichen verschlüsselt ist, deren gegenständliche und/oder begriffliche Bedeutung eindeutig ist (Sprache, Buchstaben, Zahlen). Sie ist daher verbaler Kommunikation gleichzusetzen. Analoge Kommunikation erfolgt dann, wenn die Information in Zeichen verschlüsselt ist, die eine ungefähre, indirekte Darstellung ermöglicht (Bilder, Körpersprache). Sie ist daher nonverbaler Kommunikation gleichzusetzen. Beziehungsaspekte werden meist über analoge Kommunikation, Inhaltsaspekte über digitale Kommunikation übermittelt (vgl. Watzlawick 2003, S. 61–64).

- **Symmetrische und komplementäre Interaktionen.** Sie stehen für Beziehungen, die entweder auf Gleichheit oder auf Unterschiedlichkeit beruhen. Bei der symmetrischen Beziehung gehen beide Kommunikationspartner von einem ebenbürtigen Verhältnis zueinander aus und verhalten sich zueinander spiegelbildlich. In der komplementären Beziehung gibt es zwei verschiedene Positionierungen, worin ein Kommunikationspartner die primäre Stellung, der andere die sekundäre Stellung einnimmt. Beide Verhaltensweisen stehen in einem Ergänzungsverhältnis und nicht im Sinne eines Gegensatzes zueinander (z.B. stark – schwach, gut – schlecht). Die beiderseitigen Beziehungsdefinitionen entsprechen einander (vgl. Watzlawick 2003, S. 68–70).

Kommunikationsstörungen anhand von Beispielen

(a) Mit Bezugnahme auf Watzlawick (2003)

- **Unmöglichkeit, nicht zu kommunizieren.** Oft ist der Patient nicht aus eigenem Antrieb in der Beratung, sei es, dass operationsbedingt eine Umstellung der Lebensbedingungen bevorsteht oder dass er von anderen Personen (z.B. Angehörigen) geschickt wurde. Hier kann es zur Verweigerung der Kommunikation in Form von Schweigen, einsilbigen Antworten, Erzählen unwichtiger Dinge etc. kommen. Die Nichtbeachtung wichtiger Aussagen des Patienten durch die Pflegeperson kann zu Reaktionen von Patienten (z.B. Themenwechsel) führen. Sowohl in der Kommunikationsverweigerung als auch im Themenwechsel steckt eine Mitteilung, die von der Pflegeperson erkannt und zuerst zum Thema der Kommunikation gemacht werden soll.

- **„Inhalt-Beziehung".** Die Pflegeperson und der Patient sind sich auf der Inhaltsebene einig, akzeptieren sich jedoch nicht auf der Beziehungsebene (z.B. Zuckerkranker ist zwar mit dem Vorschlag einer Diabetesberatung einverstanden, betrachtet es aber als einen Eingriff in seine Kompetenz, dass extra eine beratende Pflegeperson eingeschaltet wurde). Oder aber Pflegeperson und Patient akzeptieren sich auf der Beziehungsebene, sind sich jedoch auf der Inhaltsebene uneinig (z.B. Zuckerkranker findet eine Diabetesberatung durch eine Pflegeperson gut, kann aber die Empfehlungen nicht akzeptieren). Oder eine der beiden Ebenen findet seitens der Pflegeperson ungenügend Beachtung (z.B. Pflegeperson versäumt es, auf eindeutige Informationsfragen des Patienten einzugehen).

- **Digital/analog.** Häufig führen widersprüchliche Botschaften zwischen analoger und digitaler Form zu Störungen (z.B. Pflegeperson sagt zu Zuckerkrankem: „Das finde ich sehr gut, wie Sie Insulininjektionen durchführen" (digital), und wendet sich gleichzeitig mit desinteressiertem Blick (analog) einer anderen Sache zu).

- **Interpunktion.** Die Verletzung dieser Grundeigenschaft findet in Form von gegenseitigen Vorwürfen statt und ist daher in der Pflege-person-Patient-Beziehung selten anzutreffen.
- **Symmetrisch/komplementär.** Beratung in der Pflege ist auf der In-haltsebene durch den Vorsprung des Fachwissens komplementär, auf der Beziehungsebene symmetrisch. Eine symmetrische Eskalation wäre es, wenn sich Pflegeperson und Patient gegenseitig ins Wort fal-len und jeder seine Ansicht durchbringen will. Eine komplementäre Eskalation wäre es, wenn der Patient desto mehr schweigt, je mehr die Pflegeperson redet.

(b) Mit Bezugnahme auf Schulz von Thun (2004)

- **Einseitige Empfangsgewohnheiten.** Die freie Auswahlmöglichkeit des Empfängers, auf welche Seite der Nachricht dieser reagieren will, führt zu Störungen, wenn der Empfänger überwiegend nur eine Seite einer Nachricht hört oder nur auf jene Seite Bezug nimmt, die der Sender nicht gewichtet. Beispielsweise kann folgende Nachricht sei-tens des Patienten an die Pflegeperson vermittelt werden: „Sie haben mir heute meine Tabletten noch nicht gegeben!" Darin können vier Nachrichtenaspekte vermittelt werden:

(1) **Sachinhalt:** „Ich habe heute meine Tabletten noch nicht bekom-men." Das „Sachohr" ist darauf gerichtet, sich nur auf die Sach-seite einer Nachricht zu stürzen. Die Antwort könnte demnach lauten: „Der Oberarzt hat andere Tabletten angeordnet, die von der Apotheke in Kürze geliefert werden."

(2) **Beziehung:** „Sie als Schwester müssten dafür eine Erklärung ha-ben." Das „Beziehungsohr" bezieht alle Nachrichten auf sich. Die Antwort könnte demnach lauten: „Ich weiß, dass ich für Ihre Tab-letten verantwortlich bin. Sie bekommen die Tabletten, sobald diese geliefert sind."

(3) **Selbstoffenbarung:** „Ich weiß nicht, warum das so ist." Das „Selbstoffenbarungsohr" richtet sich darauf, was die Person über sich aussagt. Die Antwort könnte demnach lauten: „Ich spüre, dass Sie beunruhigt sind. Es fällt mir selbst nicht leicht, dass Sie Ihre Tabletten noch nicht bekommen haben."

(4) **Appell:** „Sagen Sie mir, warum das so ist." Das „Appellohr" ist darauf ausgerichtet, den Erwartungen der Mitmenschen zu ent-sprechen. Die Antwort könnte demnach lauten: „Seien Sie nicht

beunruhigt, die Nachtschwester wird Ihnen die Tabletten bringen" (vgl. Hornung/Lächler 1994, S. 95).

Metakommunikation als alternative Kommunikationsweise

Mit Metakommunikation tritt man aus der ablaufenden Kommunikation heraus und betrachtet diese im Überblick. Aus dieser übergeordneten Ebene (Metaebene) wird eine wahrgenommene Kommunikationsstörung direkt angesprochen und eine direkte Klärung gesucht (z.B. „Ich bin unzufrieden ...", „Ich erlebe Sie ..."). Der Kommunikationspartner soll dabei nicht das Gefühl haben, Vorwürfe gemacht zu bekommen, sondern es soll eine Rückmeldung darüber sein, wie ihn der andere in der Kommunikation erlebt. Dies zwingt den Kommunikationspartner, ebenso aus der laufenden Kommunikation auszusteigen und seine Sichtweise darzulegen. Die Art des miteinander Sprechens und Umgehens steht dabei im Zentrum (vgl. Kolb 1998, S. 109).

3.2.1.2.2 Fachpraktischer Lehrinhalt

Die verbalen und nonverbalen Signale der Kommunikation von Pflegepersonen nehmen großen Einfluss auf die Beratungssituation. Die Art und Weise, wie Pflegepersonen auf andere wirken und wie sich andere in der Folge gegenüber Pflegepersonen verhalten, ist von der Kommunikationsweise der Pflegeperson abhängig. Es ist daher erforderlich, dass Pflegepersonen die eigene Kommunikationsweise überprüfen und einordnen und ggf. durch spezifische Trainingselemente (z.B. Rollenspiel) Veränderungen bewussten oder unbewussten Verhaltens (z.B. Halten von Blickkontakt) herbeiführen.

Signale nonverbaler/verbaler Kommunikation

Zu den Signalen nonverbaler Kommunikation im Sinne von „physischer Zuwendung" zählen: direkt gegenüber sitzen, als Ausdruck zum Gespräch bereit zu sein; offene Haltung einnehmen, als Ausdruck, offen und offensiv zu sein; gelegentlich hinneigen, als Unterstreichung der Aufmerksamkeit und Gesprächsbereitschaft; Augenkontakt halten, als Ausdruck von Interesse; entspannt bleiben, als Ausdruck, Vertrauen in das Gesprächsergebnis zu legen (vgl. Egan 2001, S. 34). Das Signal verbaler Kommunikation ist „Eindeutigkeit" in der Nachrichtenvermittlung. Dieses ist eher bei verbaler als bei nonverbaler Mitteilung erzielbar. Wenn sich beispielsweise die Pflegeperson vom Patienten wortlos abwendet, so weiß derselbe nicht, ob sie sich ärgert. Erklärt die Pflegeperson ihr Abwenden mit Worten, so kann der Patient das Verhalten einordnen.

3.2.1.3 Fachdidaktische Hinweise

Die Vermittlung des fachtheoretischen Lehrinhalts erfolgt im Rahmen eines medienunterstützten Einlehrervortrages und eigenständiger Verarbeitungsform in Kleingruppen. Um den Grundvorgang verbaler/nonverbaler Kommunikation darzustellen, erfolgt ein **medienunterstützter Einlehrervortrag** mittels Flipchart. Grundlage hierfür ist ein vorbereitetes grafisches „Tafelbild" (Grundmodell der Kommunikation) am Flipchart. Da Vorwissen zum beabsichtigten Input vorliegt, wird die Inhaltsdarstellung im Lehrer-Schüler-Gespräch vervollständigt und das vorbereitete Tafelbild entsprechend erweitert. Grundeigenschaften der Kommunikation und Kommunikationsstörungen werden in **aufgabengleichen Kleingruppen** bearbeitet. Dazu erhalten alle Gruppenteilnehmer einen Basistext „Grundeigenschaften (Axiome) der Kommunikation". Anhand dieses Textinputs wird in Gruppengesprächen einerseits die Verständlichkeit des Textes überprüft und andererseits Beispiele sowie Erfahrungsberichte aus dem Alltag bzw. Berufsalltag gesammelt. Die Bearbeitung von Grundeigenschaften der Kommunikation sowie Kommunikationsstörungen in ihrem Auftreten im Alltag lässt die Gruppenteilnehmer sehr aktiv werden, da viele „Aha-Erlebnisse" erinnert werden können. Das Suchen und Finden von Beispielen bleibt im Zentrum der Gruppenarbeit. Als didaktische Lernorte dienen Gruppenräume.

Die Vermittlung des fachpraktischen Lehrinhalts erfolgt durch offene Vermittlungsform (reproduzierend-kreatives Rollenspiel) und durch Trainingselemente (ausbildungsorientiertes Rollenspiel). Die Lehrperson verweist auf die Wichtigkeit, dass Pflegepersonen „physische Zuwendung" als Zeichen von Teilnahme, Interesse und Gesprächsbereitschaft und „Eindeutigkeit" in der Nachrichtenvermittlung überzeugend darstellen können.

Um die eigene verbale/nonverbale Kommunikation vor diesem Hintergrund zu überprüfen und einzuordnen, erfolgt in Kleingruppen zu je vier Personen ein **„reproduzierend-kreatives Rollenspiel".** Person A und Person B führen einen zehnminütigen Dialog und werden aufgefordert, „physische Zuwendung" durch nonverbale Signale (z.B. Mimik, Gestik, Körper) und „Eindeutigkeit" durch verbale Signale darzustellen. Nach Abschluss des Gespräches geben Person C und Person D sowohl zum Zuwendungsverhalten als auch zu verbalen Signalen ein fünfminütiges

Feedback. Themenvorschläge: „Was stört mich an meinem eigenen Verhalten als Teammitglied?" „Was schätze ich am Verhalten meiner Teammitglieder?" Der Ablauf wird mit vertauschten Rollen wiederholt. Als didaktische Lernorte dienen Gruppenräume.

In Bezug auf Kommunikationsstörungen ist es für Pflegepersonen von Bedeutung, diese sowohl zu identifizieren als auch alternative Kommunikationsweisen im Sinne von „Metakommunikation" zu praktizieren. Dazu erfolgt ein **„ausbildungsorientiertes Rollenspiel"** mit zwei Personen. Die Art der Kommunikationsstörung, die im Rollenspiel erlebt werden kann, wird seitens der Lehrperson für Person A und Person B vorgegeben. Beispiele: Situation, in der der Patient schweigt; Situation, in der Uneinigkeit zwischen Patient und Pflegeperson auf den Ebenen Inhalt und Beziehung besteht; Situation, in der sich Patient und Pflegeperson immer ins Wort fallen. Person A und Person B werden über die Aufgabe informiert und erhalten gleichzeitig die Erlaubnis, Auswege im Sinne von „Metakommunikation" aus der gestörten Kommunikationssituation zu suchen. Die Beobachter erhalten folgende Aufgabenstellungen: (1) Kommunikationsstörungen zu identifizieren und (2) Vorschläge zu finden, wie sie in der Funktion als beratende Pflegepersonen aus dieser Situation herauskommen können (vgl. Willig 1998, S. 112). Als didaktischer Lernort dient der Lehrsaal. Zeitbedarf: 400 Minuten, 8 UE.

Mögliche Hauptfehler

(a) **Reproduzierend-kreatives Rollenspiel:** Den beobachtenden Personen misslingt im Beobachtungsauftrag die Trennung zwischen Beschreibung und Interpretation der Ergebnisse.

(b) **Ausbildungsorientiertes Rollenspiel:** erschwertes und lückenhaftes Identifizieren von Kommunikationsstörungen.

Intervention

(a) **Reproduzierend-kreatives Rollenspiel:** Die Personen C und D prüfen anhand der fünf Sinne das Beobachtete und vergleichen, ob das Genannte mit den fünf Sinnen erfassbar ist oder bereits eine Interpretation darstellt.

(b) **Ausbildungsorientiertes Rollenspiel:** Videoaufzeichnung und Videoevaluation, um vertiefend jene Passagen herauszustellen, die Kommunikationsstörungen nachweislich beinhalten und Ausgangspunkt einer Diskussion werden können.

3.2.2 Lernziel 2: Gesprächstechniken

Die Pflegeperson kann direktive und nichtdirektive beratungsrelevante Gesprächstechniken ausführlich beschreiben (EX) sowie die Beherrschung derselben überzeugend nachweisen (EX), förderliche Grundhaltungen der Gesprächsführung aufzählen und erklären (EX) sowie in hohem Ausprägungsgrad nachweisen (ER).

3.2.2.1 Lernzielrelevante Definitionen

(a) **Gesprächstechniken.** Spezifische kommunikative (Teil-)Fertigkeiten bzw. (Teil-)Kompetenzen, die durch bewusstes Training angeeignet und entwickelt werden.

(b) **Direktive Gesprächstechniken.** Techniken, mit deren Einsatz das Gespräch strukturiert und gelenkt wird.

(c) **Nichtdirektive Gesprächstechniken.** Techniken, mit deren Einsatz die Exploration gefördert wird.

(d) **Grundhaltungen.** Verhaltenseigenschaften von Gesprächspartnern in der Beratungssituation.

(e) **Personenzentriert.** Auf die Person des Patienten ausgerichtet.

3.2.2.2 Lehrinhalte

3.2.2.2.1 Fachtheoretischer Lehrinhalt

Direktive und nichtdirektive Gesprächstechniken finden als grundlegende spezifische Werkzeuge in verschiedenen Kombinationen in den einzelnen Beratungsphasen Anwendung. Die Wirkung und der Erfolg von Gesprächstechniken werden jedoch von förderlichen Grundhaltungen der Pflegeperson wesentlich mitbestimmt. Empathie, Akzeptanz und Echtheit liegen vor, wenn Pflegepersonen die Welt eines Patienten einfühlsam verstehen und diesem gegenüber nicht wertend sowie echt-innerlich übereinstimmend sind und so auch wahrgenommen werden. Sie weisen damit die notwendigen Qualitäten für ein Beratungsgespräch auf (vgl. Tausch/Tausch 1990, S. 29–31).

Beratungsrelevante Gesprächstechniken

- **Direktiv/nichtdirektiv.** Im Rahmen des Einsatzes direktiver Gesprächstechniken leitet die Pflegeperson das Gespräch, während der Patient reagiert und sich in abhängiger Gesprächsposition befindet.

Dazu zählen das Fragenstellen, Vermitteln von Informationen und Konkretisieren von Gesprächsinhalten, wodurch eine rasche Steuerung des Gespräches erzielt wird. Im Rahmen des Einsatzes nicht-direktiver Gesprächstechniken liegt die Rolle der Pflegeperson darin, Patienten zu helfen, Probleme zu beschreiben und zu äußern. Hier wird von der aktiven Gesprächsrolle und verbalen Möglichkeiten des Patienten ausgegangen. Dazu zählt aktives Zuhören mit den Elementen „Paraphrasieren" und „Verbalisieren".

- **Aktives Zuhören.** Spezifische Art des Zu- und Hinhörens, womit Pflegepersonen dem Patienten gegenüber Anteil nehmendes Interesse verbal und nonverbal vermitteln. Aktives Zuhören besteht aus zwei grundlegenden Elementen:

  o Paraphrasieren umfasst die Wiederholung bzw. Umschreibung einer Kernbotschaft mit Worten der Pflegeperson, wodurch sie dem Patienten signalisiert, dass sie die artikulierten Anliegen verstanden hat.

  o Verbalisieren umfasst die Umschreibung differenziert erfasster emotionaler Inhalte durch die Pflegeperson. Grundsätzlich werden Gesprächsinhalte in Form von Erfahrungen, Verhaltensweisen, Gefühlen und Standpunkten vertreten. All diese Gesprächsinhalte können offen vorliegen (z. B. wahrnehmbares Verhalten) oder verdeckt in Form innerer, nicht sichtbarer Vorgänge (vgl. Egan 2001, S. 37).

- **Konkretisieren.** Problemsituationen werden in verhaltensbezogenen und psychischen Anteilen detailreich und plastisch dargestellt, wobei „verschwommene Aussagen" in klare, nachvollziehbare und exemplarische Antworten umgewandelt werden. Konkretisieren setzt seitens der Pflegeperson aktives Zuhören voraus, um anschließend Konkretisierungshilfen (z. B. Fremdworte umwandeln) anzuwenden (vgl. Kolb 1998, S. 89–90).

- **Fragen stellen.** Neben der Beschaffung von Informationen erfolgt eine Strukturierung des Gesprächsinhaltes, wobei der gesamte Vorgang auf eine Auseinandersetzung mit Erfahrungen und Wahrnehmungen einer Person zu deren Problemsituationen abzielt. Einsetzbare Fragetypen:

  o **Offene Fragen** sind für den Erhalt von Informationen notwendig und erlauben ausführlichere Antworten. Dazu zählen „W-Fragen" (z. B. „Was", „Wann", „Wo", „Wie", „Wer").

- ○ **Hypothetische Fragen** als offene Fragen beziehen sich darauf, was in Zukunft passieren könnte, und ermöglichen positive Erlebnisvorstellungen.
- ○ **Warum-Fragen** als weniger hilfreiche Variante führen kompromisslos zur Suche nach Ursachen und Gründen.
- ○ **Geschlossene Fragen** erzeugen lediglich Ja/Nein-Antworten und haben geringen explorativen Wert.
- ○ **Entweder-oder-Fragen** sind weniger hilfreich, da sie lediglich zwei Alternativen zulassen.
- ○ **Serienfragen** sind unökonomisch, da meist nur auf eine Frage geantwortet wird.
- ○ **Leitfragen** bedeuten, dass eine bestimmte Antwort erwartet wird (vgl. Culley 2002, S. 93).
- **Informationen vermitteln.** Mitteilung von notwendigen Sachverhalten und Situationen an den Kommunikationspartner. Informationen können Pro- oder Kontra-Argumente für Entscheidungen des Patienten bedeuten und dienen auch dazu, Patienten zu helfen, ihre Anliegen neu zu bewerten. Informationen können mit verschiedenen Mitteln und Medien weitergegeben werden. Sie können durch Grafiken, Schaubilder, Pläne und Merkblätter untermauert werden (vgl. Culley 2002, S. 136).

Förderliche Grundhaltungen für die Gesprächsführung

- **Akzeptanz.** Umfasst Offensein gegenüber Gedanken, Gefühlen und Vorstellungen des Kommunikationspartners sowie das nichtwertende Annehmen derselben. Für den kognitiven Bereich bedeutet dies nicht, dass allem zugestimmt werden muss, was der Patient sagt oder tut. Es ist oftmals erforderlich, anderer Meinung zu sein, jedoch muss das Interesse an der Problemsituation des Patienten seitens der Pflegeperson vermittelt werden. Für den emotionalen Bereich ist es erforderlich, dass der Patient physische Zuwendung (z.B. Mimik, Gestik, Stimme) als Ausdruck „innerer Beteiligung" der Pflegeperson an einer Problemsituation erfährt (vgl. Weinberger 1998, S. 45–46).
- **Empathie.** Meint die Fähigkeit, sich in andere einzufühlen, ohne dabei zu urteilen. Damit sind Empfindungen des Patienten gemeint, diese, so, wie dieser sie wahrnimmt, zu verstehen und das Verstandene präzise mitzuteilen. Gleichzeitig erfordert es diese Fähigkeit, den eigenen Standpunkt vorübergehend aufzugeben und den des anderen

einzunehmen. Dies ist die Voraussetzung dafür, die Welt des anderen aus dessen Sicht wahrzunehmen (vgl. Mutzeck 2002, S. 98).

- **Echtheit.** Bedeutet die Bereitschaft, die innerlich ablaufenden Gefühle und Einstellungen mit Worten und gleichzeitig mit Verhalten auszudrücken. Nonverbale und verbale Äußerungen stimmen dabei überein. Echtheit liegt vor, wenn die Pflegeperson sich weder hinter einer Fassade noch hinter einer Maske verbirgt (vgl. Kolb 1998, S. 31).

3.2.2.2.2 Fachpraktischer Lehrinhalt

Die beschriebenen Gesprächstechniken sind für die gesamte Beratungssituation von Bedeutung und werden je nach Problemsituation in unterschiedlichen Kombinationen eingesetzt.

Leitlinien für die Umsetzung von Gesprächstechniken

- **Aktives Zuhören** mit den Techniken Paraphrasieren und Verbalisieren: eigene Worte benutzen, anstatt Worte des Patienten zu wiederholen; auf die Tiefe von Gefühlen achten und versuchen, eine ähnliche Ebene mit eigenen Worten zu treffen; Interpretationen, Bewertungen, Urteile sowie Hinzufügungen zum Gesagten vermeiden; kurze, prägnante und direkte Wiederholungen des Gesagten einbringen.

- **Fragen stellen:** kurze und knappe Fragen einbringen; direkte sowie thematisch zusammenhängende Fragen stellen, um Begründungen, Erläuterungen für eine Frage zu vermeiden; Fragen mit bereits Gesagtem verbinden.

- **Konkretisieren:** Fremd-, Trend- oder Modeworte durch klare Aussagen ersetzen oder in ganze Sätze bringen; Sätze vollständig ergänzen oder Negativ- in Positivbeschreibungen umwandeln.

- **Informationen vermitteln:** Informationen müssen problemrelevant sein und keine übermäßigen Details enthalten, welche den Blick auf das Wesentliche verschleiern; klare, prägnante Alltagssprache unter Vermeidung von Fachjargons verwenden (vgl. Culley 2002, S. 79–136; Kolb 1998, S. 89–90).

3.2.2.3 Fachdidaktische Hinweise

Die Vermittlung des fachtheoretischen Lehrinhaltes wird im Rahmen eines Einlehrervortrages mit begleitenden Medieneinsätzen (OH-Folie) sowie in interkommunikativer Verarbeitungsvariante unterrichtet. Die Lehrperson verweist am Beginn der Ausführungen auf die Notwendigkeit, spezifische Gesprächstechniken zur Steuerung des Gespräches im Beratungsprozess in verschiedenen Kombinationen einzusetzen. Mittels **Medienunterstützung** (OH-Folie) erfolgt die Darstellung der Hauptgliederungspunkte (Gesprächstechniken, Grundhaltungen) seitens der Lehrperson. Im anschließenden **lehrpersongeleiteten Verarbeitungsgespräch** werden Verständnisfragen geklärt sowie Vorerfahrungen aus dem Berufsfeld aufgegriffen. Als didaktischer Lernort dient der Lehrsaal. Die Vermittlung fachpraktischer Lehrinhalte erfolgt durch spezifische Trainingselemente (z.B. ausbildungsorientiertes Rollenspiel).

Im ersten Trainingselement wird die Technik „Aktives Zuhören" vermittelt. Die Lehrperson verweist darauf, sich durch diese Technik in die Situation des Gesprächspartners hineinzuversetzen und wesentliche Aussagen zu erfassen. Dazu findet das erste Trainingselement in Form einer **„Zuhörübung"** im Partnergespräch statt. Darin wird versucht, ein Bild vom Gesagten des Gesprächspartners zu bekommen. Die Übung erfordert konzentriertes Zuhören und gleichzeitiges Speichern des Gesagten. Es bilden sich jeweils Paare, die sich nicht gut kennen. Aufgabe ist es, sich gegenseitig abwechselnd ca. zehn Minuten zu befragen und konzentriert zuzuhören. Erfragt werden berufliche und/oder persönliche Themen, wobei die Gesprächspartnerin immer die Möglichkeit hat, auf eine Frage nicht zu antworten. Es dürfen keine Notizen gemacht werden. Nach Ablauf des Gespräches stellt jede Person ihre Gesprächspartnerin in Ich-Form vor. Dadurch wird das „Sichhineinversetzen" direkt empfunden und erlebt. Nach jeder Vorstellung äußert die Gesprächspartnerin entweder Zustimmung oder es erfolgen Korrekturen und/oder Ergänzungen. Themenvorschläge:

(1) Wie geduldig/ungeduldig höre ich Patienten zu?

(2) Welche Motive führten mich zu meiner Berufswahl?

(3) Wie reagiere ich bei Konflikten im Team?

Als didaktische Lernorte dienen der Lehrsaal sowie Gruppenräume.

Im zweiten Trainingselement werden die Techniken Paraphrasieren und Verbalisieren geübt. Die Lehrperson verweist darauf, dass durch die Technik „Paraphrasieren" die wesentlichen Aussagen (Kernbotschaften) sowie durch „Verbalisieren" die emotionale Bedeutung in den Aussagen des Gesprächspartners erfasst und mit eigenen Worten sinngemäß wiedergegeben werden, ohne den Gesprächsverlauf zu stören. Dazu findet ein **„ausbildungsorientiertes Rollenspiel"** mit drei Personen statt. Zwei

Personen führen ein persönliches zehnminütiges Gespräch. Person A erzählt, Person B hört zu und fasst das Gesagte im Gesprächsverlauf mit eigenen Worten zusammen bzw. greift emotionale Aussagen auf. Person C beobachtet. Nach Ablauf des Gespräches erfolgt eine Diskussion, inwieweit es der Zuhörerin gelang, das Gesagte zu paraphrasieren bzw. zu verbalisieren. Wichtigstes Kriterium ist die Antwort von Person A, die beurteilen kann, ob sie sich richtig verstanden fühlte und ob das Paraphrasieren im richtigen Maß erfolgte. Seitens der Beobachterin können auch Notizen gemacht werden. Die Übung sollte zumindest drei Mal durchgeführt werden, d.h., jeder sollte zumindest einmal zuhören, erzählen und beobachten. Die jeweilige Gesprächsdauer sollte 15 Minuten, die Feedbackdauer fünf Minuten nicht überschreiten. Evaluiert wird durch Selbst- und Fremdfeedback (z.B. Beobachterin, ggf. Lehrperson). Themenvorschläge:

(1) Wie geht es mir, wenn ich Patienten zuhören soll?

(2) Gibt es in meinem Leben jemandem, der gut zuhören kann? (vgl. Weinberger 1998, S. 121–122).

Als didaktische Lernorte dienen Gruppenräume.

Im dritten Trainingselement werden die Techniken „Konkretisieren" und „Fragenstellen" vermittelt. Die Lehrperson verweist darauf, dass durch „Konkretisieren" die vom Gesprächspartner geäußerten „verdeckten Aussagen und Empfindungen" in offene, klare und nachvollziehbare Aussagen umgewandelt und durch „Fragenstellen" der Gesprächsverlauf strukturiert werden kann. Dazu findet ein weiteres **„ausbildungsorientiertes Rollenspiel"** mit drei Personen statt. Zwei Personen führen ein persönliches zehnminütiges Gespräch. Person A erzählt, Person B hört zu und versucht, den Gesprächsverlauf mit Fragen zu strukturieren. Person C beobachtet. Nach Ablauf des Gespräches erfolgt eine zehnminütige Diskussion, inwieweit es der Zuhörerin gelang, sich entsprechende Informationen zu beschaffen. Wichtigstes Kriterium ist die Antwort von Person A, die beurteilen kann, ob sie sich (1) zur Antwort gezwungen fühlte, (2) widerwillig auf Fragen antwortete und immer weniger sagen wollte oder (3) bereitwillig erzählte, in der Hoffnung, eine Lösung zu erzielen. Evaluiert wird durch Fremdfeedback (z.B. Beobachterin, ggf. Lehrperson). Als didaktische Lernorte dienen Gruppenräume.

Im vierten Trainingselement wird die Technik „Informationen vermitteln" geübt. Die Lehrperson verweist darauf, dass damit eine Beratungssituation durch Sachinhalte angereichert werden kann. Es findet in zwei Schritten statt:

Im Rahmen einer „**analyseorientierten Fallarbeit**" werden von der Lehrperson vorgegebene Gesichtspunkte analysiert und Handlungsweisen im Sinne von Beratungsschwerpunkten erarbeitet. Konkret erfolgt ausgehend von einem dokumentierten Originalfall (z.B. Auszug aus der Pflegedokumentation am Beispiel eines Patienten mit Schlaganfall) zunächst die Herausarbeitung der beratungsrelevanten Problemsituation. Anschließend werden erforderliche Beratungsschwerpunkte aus selbst zu erschließenden Informationsquellen (z.B. Lehrbücher, Internetrecherche) und aus bestehendem Wissen durch Lehrzielverknüpfung (Pathologie, Gesundheits- und Krankenpflege) erarbeitet. Die erarbeiteten Beratungsschwerpunkte werden präsentiert und seitens der Lehrperson kommentiert, ergänzt bzw. korrigiert. Sie dienen als Ausgangslage für die Vermittlung von Informationen.

Der zweite Schritt ist ein „**reproduzierend-kreatives Rollenspiel**" mit zwei Personen. Person A übernimmt in Anlehnung an das Fallbeispiel die Rolle des Patienten, Person B die Rolle der Pflegeperson als Berater. Nach Ablauf des Gespräches erfolgt eine Diskussion im Plenum, inwieweit es gelang, die erarbeiteten Sachinhalte in das Gespräch einzubringen, um neue Sichtweisen zu erzeugen. Die Diskussion wird folgendermaßen strukturiert:

(1) Sind die Informationen relevant für eine Lösungssicht?

(2) Erhält der Patient zu viele Details?

(3) Wurde die Information verstanden?

(4) Können die Informationen umgesetzt werden?

Evaluiert wird durch Selbst- und Fremdfeedback (z.B. Beobachterin, ggf. Lehrperson). Als didaktischer Lernort dient der Lehrsaal.

Die in den Trainingselementen wahrgenommenen förderlichen Grundhaltungen der Gesprächsführung (Akzeptanz, Empathie und Echtheit) werden in ihrem Ausprägungsgrad anhand von Einschätzungsskalen nach Tausch/Tausch (1979) durch Fremd- und/oder Selbstevaluation bewertet. Zeitbedarf: 600 Minuten, 12 UE.

Hauptfehler

Es besteht die Gefahr, dass sich Rollenspielteilnehmer durch den Rollendruck blockiert fühlen und sich nicht auf Gesprächspartner einstellen können bzw. vor allem die gefühlsmäßigen Anteile im Gespräch nicht wahrnehmen können.

Interventionen

Videoaufnahmen und Auffinden jener Passagen, in denen der Einsatz spezifisch beratungsrelevanter Gesprächstechniken den Gesprächsverlauf günstig beeinflusst hätte.

3.3 Modul 3: Beratung und Beratungstypen in der Pflege

Strukturziel

Der Lehrinhalt dieser Curriculumseinheit verfolgt unter anderem das Ziel, den Beratungsrahmen, die Beratungssituation sowie spezifisch pflegerelevante Beratungstypen darzustellen.

Kommentar

Beratung, insbesondere Gesundheitsberatung in der Pflege ist kein „integraler" Bestandteil einzelner Pflegehandlungen, sondern „herausgehobene" Beratungsleistung in Form einer bewusst geplanten Face-to-face-Interaktion mit dem Patienten. Die Legitimation von Beratung in der Pflege wird durch rechtliche, curriculare und programmatische Rahmenbedingungen bestimmt. Die konkrete Beratungssituation wird von umgebungsbezogenen, patientenbezogenen und pflegepersonalbezogenen Faktoren beeinflusst. Pflegerelevante Beratungstypen vollziehen sich zum einen verknüpft mit Einzelschritten des Pflegeprozesses, zum anderen verknüpft mit Einzelschritten eines achtphasigen Beratungsprozesses, welcher als systematischer Beziehungs- und Kommunikationsprozess den geeigneten Rahmen abgibt.

- Der Beratungstyp **„aufklärende Beratung"** ist der Versuch, Patienten in die Lage zu versetzen, einen bestimmten gesundheits-/krankheitsbezogenen Informations- sowie Wissensstand zu erreichen.

- Der Beratungstyp **„empfehlende Beratung"** bedeutet, dass von der Pflegeperson empfohlene Maßnahmen von Vorteil für gesundheitsbezogenes Verhalten wären.

- Der Beratungstyp **„erfordernisorientierte Beratung im engeren und weiteren Sinn"** zielt auf die Durchführung von Maßnahmen sowie auf die Einhaltung gesundheitsbezogener Vorgaben seitens des Patienten.

- Der Beratungstyp **„lösungserarbeitende Beratung"** zielt auf Maßnahmen, die der Patient zur Lösung von Problemsituationen selbst oder durch koordiniertes Zusammenarbeiten mit anderen Personen erbringen kann.

- Der Beratungstyp **„komplexe Beratung"** integriert die genannten Beratungstypen und fordert die kurz- bis langfristige Umsetzung von Maßnahmen seitens des Patienten bzw. der Angehörigen.

Im Mittelpunkt pflegerelevanter Beratungstypen steht, Patienten einen raschen Zugang zu verständlichen Beratungsschwerpunkten (z.B. Informationen, Empfehlungen, Erfordernissen, konkreten Lösungen) unter Berücksichtigung der momentanen körperlich-emotionalen Gesundheitssituation zu ermöglichen. Zu den positiven Auswirkungen zählen beispielsweise Angstreduktion, Gefühl der Sicherheit, Kontrollgewinn und Schaffung realistischer Erwartungen für den Gesundheits-/Krankheitsprozess.

3.3.1 Lernziel 1: Beratungsrahmen

Die Pflegeperson kann rechtliche, curriculare und programmatische Rahmenbedingungen von Beratung begründen (EX), Beratungsbegriffe im Kontext ihrer wissenschaftlichen Bezugsdisziplinen erklären und vom Beratungsbegriff der Pflege unterscheiden (EX) sowie pflegerelevante Beratungsgrundsätze ausführlich beschreiben (EX).

3.3.1.1 Lernzielrelevante Definitionen

(a) **Weltgesundheitsorganisation.** Internationale Organisation, welche empfehlende Richtlinien (z.B. Impfplan) zur Gesundheitsversorgung vorgibt.

(b) **Ressourcenorientierung.** Suche bzw. Aufgreifen von vorhandenen oder entwickelbaren Kräften und Möglichkeiten des Menschen zur Bewältigung von Problemsituationen.

(c) **Lösungsorientierung.** Suche nach Perspektiven und Verhaltensweisen zur Lösung von Problemsituationen.

(d) **Präventionsorientierung.** Identifikation von krank machenden Faktoren und Verhinderung derselben.

(e) **Gesundheitsförderungsorientierung.** Identifikation von gesundheitsbedingenden Faktoren und Förderung derselben.

(f) **Konstrukte.** Subjektive gedankliche Wirklichkeitszuschreibungen zu Problemsituationen.

3.3.1.2 Lehrinhalte

3.3.1.2.1 Fachtheoretischer Lehrinhalt

Die Legitimation von Beratung, insbesondere Gesundheitsberatung in der Pflege wird explizit durch rechtliche Rahmenbedingungen infolge der Neuregelung des Gesundheits- und Krankenpflegegesetzes (GuKG 1997), durch curriculare Rahmenbedingungen mit im Ansatz beschriebenen beratungsrelevanten Themenschwerpunkten in einzelnen Unterrichtsfächern und durch programmatische Rahmenbedingungen infolge internationaler Vorgaben der WHO (z.B. Ottawa-Charta 1986), bestimmt. Für Pflegepersonen ist es von Bedeutung, Beratungsbegriffe in Abhängigkeit ihrer wissenschaftlichen Bezugsdisziplin (z.B. Psychologie, Pädagogik, Sozialarbeit, Pflegewissenschaft) zu stellen und den Beratungsbegriff der Pflege somit unterscheidbar und positionierbar zu machen. Aufgrund der fehlenden Existenz einer genuinen Beratungswissenschaft stellen spezifisch ausgewählte Beratungsgrundsätze den theoretischen Bezugsrahmen für Beratung, insbesondere Beratung in der Pflege dar. Sie gehen aus den theoretischen und praktischen Entwicklungen sozial- und humanwissenschaftlicher Disziplinen (z.B. Psychologie, Soziologie) hervor.

Rahmenbedingungen von Beratung

(a) Rechtliche Rahmenbedingungen

- **Berufsbezeichnung.** Der Aspekt der „Krankenpflege" wird durch den Aspekt der „Gesundheitspflege" erweitert, welcher in der Neubezeichnung „Gehobener Dienst für Gesundheits- und Krankenpflege" zum Tragen kommt. Als zentraler Ansatz ist im Aufgabenbereich der Pflege neben der „Wiederherstellung von Gesundheit" die „Aufrechterhaltung und Förderung von Gesundheit" integriert (vgl. BGBl. Nr. 108/1997, S. 1.284). Beratung ist damit implizit als pflegerelevante Intervention verankert.

- **Tätigkeitsbereiche.** Beratungsaspekte werden in zwei von drei gesetzlich verankerten Tätigkeitsbereichen angeführt. Im eigenverantwortlichen Tätigkeitsbereich ist die „Information über Krankheitsvorbeugung" sowie „Anwendung von gesundheitsfördernden Maßnahmen" festgelegt. Im interdisziplinären Tätigkeitsbereich ist „Gesundheitsberatung" und „Beratung sowie Sorge für die Betreuung während und nach einer physischen und psychischen Erkrankung" explizit verankert (vgl. BGBl. Nr. 108/1997, S. 1.285).

(b) Curriculare Rahmenbedingungen

Mit den Unterrichtsfächern Gesundheitserziehung und Gesundheitsförderung, Kommunikation und Gesundheits- und Krankenpflege werden im Ansatz Bezüge zur Beratung, insbesondere Gesundheitsberatung in der Pflege hergestellt (vgl. ÖBIG 2003).

(c) Programmatische Rahmenbedingungen

Die WHO proklamierte durch die Ottawa-Charta (1986) Forderungen an Gesundheitsberufe, zum einen die „Vermittlung gesundheitsfördernder Maßnahmen" in das Berufsfeld zu integrieren, zum anderen durch „Information und gesundheitliche Bildung" Menschen zu befähigen, mehr Einfluss auf ihre persönliche Gesundheits- und Lebenswelt auszuüben. Beratung ist damit als gesundheitsfördernde Strategie positioniert (vgl. Sonderdruck der WHO).

Beratungsbegriffe

(a) Psychologisches Beraten. Findet in der klassischen Form zum einen auf Basis psychologischer Diagnostik (z.B. Persönlichkeits-, Intelligenztests), zum anderen auf Basis psychotherapeutischer Konzepte (z.B. Verhaltenstherapie) statt. Die in den Fünfzigerjahren des 20. Jahrhunderts in den USA etablierte eigenständige „Beratungspsychologie" integriert drei Aspekte:

○ Der präventive Aspekt versucht, Probleme und Problemursachen zu umgehen oder ihnen vorzubeugen.

○ Der entwicklungs- und wachstumsfördernde Aspekt unterstützt Individuen, ihre eigenen Kräfte zu erkennen und weiterzuentwickeln.

○ Der „kurative" Aspekt versucht durch klinisch-therapeutische Nähe die Beseitigung von Störungen und Defiziten (vgl. Sickendiek 2002, S. 45–47).

(b) Soziales Beraten. Umfasst die Bearbeitung sozialer und materieller Problemsituationen der Lebens- und Alltagswelt von Menschen und ist grundlegende Methode der Sozialarbeit. Sie setzt ihren Schwerpunkt auf Personen in sozial benachteiligten (z.B. arbeitslos) oder marginalisierten (z.B. drogensüchtig) Lebenslagen mit dem Ziel der Bearbeitung der im Alltag auftretenden Einschränkungen und Grenzen. Es geht darin weniger um strukturierte Vorgaben seitens des Beraters, sondern um eine zwischen Klient und Berater gemeinsam getroffene Lösungsverständigung (vgl. Thiersch 1997, S. 103).

(c) **Psychosoziales Beraten.** Umfasst die Bearbeitung von Problemsituationen, die durch gesellschaftliche Ansprüche und Normen auf Menschen einwirken (z.B. Doppelbelastungen durch die Pflege Angehöriger). Hauptinhalt der Beratung ist die Analyse der Ressourcenlage von Menschen sowie die Erarbeitung von Ressourcennutzung und Ressourcensicherung (vgl. Sieckendiek 2002, S. 19–21).

(d) **Pädagogisches Beraten.** Umfasst die Bearbeitung schülerbezogener (z.B. Lerngestaltung), lehrerbezogener (z.B. didaktisch-methodische Fragen) und organisationsbezogener (z.B. Schulbetriebsabläufe) Problemsituationen. Im pädagogischen Alltag treten vielfältige Problemsituationen auf, sodass Beratungsanlässe „integraler" Bestandteil im pädagogischen Handlungsfeld von Lehrpersonen sind. Beratung als „herausgehobener" Bestandteil umfasst eine dialogische, offene Kommunikation zu einer spezifischen Problemsituation (Förderprogramm aufgrund eines individuellen Lernproblems) (vgl. Mutzeck 2002, S. 17–18).

(e) **Beratung, insbesondere Gesundheitsberatung in der Pflege.** Umfasst unterschiedliche Ansätze, die auf die jeweilige Problemsituation abgestimmt werden. Dazu zählen die systematische Vermittlung von begründeten Informationen zur Erreichung eines bestimmten gesundheitsbezogenen Wissens- bzw. Informationsstandes beim Patienten; Informationen mit für den Patienten vorteilbringenden Empfehlungen; Informationen, die bestimmte Maßnahmen oder die Einhaltung von Verordnungen für ein bestimmtes Verhalten des Patienten notwendig machen; oder eine in Zusammenarbeit mit dem Patienten dialogisch erarbeitete Lösung zu bereits existierenden und/oder potenziellen pflegerelevanten Problemsituationen, die den Krankheits- bzw. Gesundheitszustand des Patienten betreffen.

Es werden zwei Aspekte integriert: Beratung, die sich auf Reaktionen von Krankheiten bezieht („pathogenetisch orientiert") und (Gesundheits-)Beratung, die sich auf Bedingungen zur Erhaltung bzw. Gestaltung von Gesundheit bezieht („salutogenetisch orientiert"). Damit wird die Frage nach Krankheitsentstehung und deren pflegerelevante Lösungen durch die Frage nach Gesundheitsgestaltung ergänzt. „Beratung, insbesondere Gesundheitsberatung in der Pflege" ist nicht integraler Bestandteil einzelner Pflegehandlungen, sondern „herausgehobene" eigenständige, von einem konkreten Beratungsbedarf ausgehende Beratungsleistung.

Pflegerelevante Beratungsgrundsätze

Ressourcenorientierung

Gesundheitsprobleme bedeuten meist Ressourcenbedrohung oder -verlust. Der Ansatz geht davon aus, dass auch bei Patienten mit Existenz größtmöglicher Selbstpflegedefizite noch Ressourcenpotenziale auffindbar sind. Ressourcenorientiertes Beraten richtet den Blick primär auf die Suche nach vorhandenen und/oder entwickelbaren Personenressourcen (z B. Bewältigungsoptimismus, Motivation, positiver Selbstwert) und Umweltressourcen (z B. soziale Sicherheit, Zuwendung). Zentrale Ansatzpunkte:

- Die **Ressourcenperspektive** ignoriert nicht die Defizite der Menschen in Problemsituationen, sondern sie versucht, den Blick aller Beteiligten darüber hinaus auf vorhandene Stärken und Potenziale des Patienten zu richten.

- Die **Ressourcendiagnostik** versucht, Ressourcen zu identifizieren, brachliegende zu aktivieren bzw. zu sichern, und umfasst eine differenzierte Wahrnehmung personaler (z B. Bewältigungsoptimismus), sozialer (z B. Zuwendung) und in der Umwelt (Wohnverhältnisse) liegender Ressourcen.

- Die **Ressourcensicherung** meint die Sicherung bzw. Durchbrechung von krankheitsbedingten Verlustspiralen (z B. durch Behinderung bedingter drohender Verlust des Arbeitsplatzes).

- Die **Ressourcenpassung** zielt darauf, dass persönliche Ressourcen (geringe soziale Kontakte) mit Umweltressourcen (soziale Netzwerke) in Übereinstimmung gebracht werden.

- Die **Ressourceneinsätze** finden seitens des Patienten meist vor bzw. gleichzeitig mit der Inanspruchnahme von Beratung durch Pflegepersonen statt (vgl. Sickendiek 2002, S. 216).

Lösungsorientierung

Sie legt das Hauptaugenmerk auf die mit dem Patienten gemeinsam zu erarbeitende Lösungsvariante. Lösungsorientiertes Beraten zielt daher primär auf die Konstruktion von Lösungen und verzichtet dabei weitgehend auf die Rekonstruktion der Problemsituation. Zentrale Ansatzpunkte:

- **Lösungsperspektive.** Hauptaugenmerk wird auf den Lösungsraum und auf das Entdecken alternativer Verhaltensweisen im Sinne einer Lösung gerichtet.

- **Ressourcennutzung.** Genutzt wird, was die Menschen in die Beratung mitbringen und was für die Lösungsperspektive geeignet erscheint.

- **Konstruktivität.** Aufgrund unterschiedlicher Realitätskonstruktionen sind Sichtweisen von Problemsituationen auch umkonstruierbar. Jedoch nicht alle Probleme sind Konstrukte.

- **Veränderung.** Jede Form einer Lösung (z.B. Gedanke, Gefühl) ruft bereits eine Veränderung hervor. Die Wirkung von Veränderungserfahrungen kann Problemsichtweisen durchbrechen.

- **Minimalintervention.** Oft sind durch kurze zielgerichtete Interventionen Veränderungen (z.B. Zutrauen in eigene Kräfte) aktivierbar (vgl. Sickendiek 2002, S. 85–87; Bamberger 2001, S. 22–25).

Präventionsorientierung

Hierbei werden potenziell pathogene (krank machende bzw. ein Pflegeproblem verursachende) Faktoren identifiziert und präventiv beeinflusst. Präventives Beraten fokussiert auf Patienten mit gesundheitlichen Risikofaktoren. **Primäre Prävention** meint Krankheits-(Pflegeproblem-)Verhütung, wenn noch keine Krankheit aufgetreten ist (z.B. Einsetzen von Mobilisierungshilfen). **Sekundäre Prävention** umfasst die frühzeitige Erkennung von Krankheits-Risikofaktoren und Verhinderung derselben (z.B. Prophylaxemaßnahmen bei Immobilität). **Tertiäre Prävention** zielt auf die Verhütung von Krankheitsverschlechterung (z.B. regelmäßige Blutdruckselbstkontrolle bei Bluthochdruck zur Vermeidung von arteriellen Gefäßschäden) (vgl. Sickendiek 2002, S. 64).

Gesundheitsförderungsorientierung

Hierbei werden individuelle salutogene (gesundheitserhaltende) Faktoren identifiziert und bestärkt. Gesundheitsförderndes Beraten zielt auf Veränderungen von (Lebens-)Verhältnis- und Verhaltensweisen. Zentrale Ansatzpunkte:

- Stärkung von Widerstandsressourcen, welche Stressoren gegenüberstehen.
- Stärkung des Kohärenzgefühls, welches als individuelles Gesundheitspotenzial agiert.
- Rückgriff auf ressourcenorientierte Sichtweisen, welche defizitorientierten Sichtweisen gegenüberstehen (vgl. Antonovsky 1997, S. 29–37; Brieskorn-Zinke 1996, S. 52–54).

Interaktionsorientierung
Hierbei ist die Wirkkraft der durch Empathie, Akzeptanz und Wertschätzung getragenen zwischenmenschlichen Beziehung zwischen Patient und Pflegeperson von zentraler Bedeutung. Sie zählen zu den notwendigen Grundhaltungen für ein effektives Beratungsgespräch (vgl. Tausch/Tausch 1990, S. 29).

3.3.1.3 Fachdidaktische Hinweise

Der fachtheoretische Lehrinhalt wird im Rahmen eines Einlehrervortrages mit begleitenden Medieneinsätzen, expertenheterogenem Teamteaching sowie Einlehrervortrag mit Textinput unterrichtet. Bedeutsam ist der interessenerzeugende Aspekt durch einen authentisch und engagiert wirkenden Einsatz der Lehrperson. Um Beratungsrahmenbedingungen darzustellen, erfolgt ein **medienunterstützter Lehrervortrag** (z.B. Flipchart). Impulsgebend wird am Beginn von der Lehrperson darauf hingewiesen, dass erst seit der jüngsten Berufsgesetzgebung (GuKG 1997) Legitimationsgrundlagen für Beratung bestehen. Die Hauptgliederungspunkte (rechtliche, curriculare, programmatische Rahmenbedingungen) werden in Satzform dargestellt und von der Lehrperson kommentiert. Da Vorwissen zum beabsichtigten Input vorliegt, wird die Inhaltsdarstellung im Lehrer-Schüler-Gespräch vervollständigt und das entwickelte „Tafelbild" am Flipchart entsprechend erweitert.

Beratungsbegriffe, die von ihren wissenschaftlichen Bezugsdisziplinen abgeleitet werden, eignen sich dazu, in Form von **expertenheterogenem Teamteaching** dargestellt zu werden. Dabei findet unter der didaktisch-pädagogischen Verantwortung der „Stamm-Lehrperson" ein kooperativer Input durch bildungseinrichtungsexterne Experten (z.B. Psychologe, Soziologe, Pädagoge, Sozialarbeiter, Pflegewissenschaftler) statt. Im Anschluss an den kooperativen Input werden heterogene Kleingruppen entsprechend der Anzahl von Experten gebildet, worin jeder Experte gemeinsam mit der Kleingruppe die behandelte Thematik gesprächsmäßig verarbeitet. Es werden so viele Verarbeitungsrunden mit systematischem Expertenwechsel durchgeführt, bis alle Lerngruppen den gesamten Input behandelt haben.

Pflegerelevante Beratungsgrundsätze werden im Rahmen eines **Einlehrervortrages mit Textinput** unterrichtet. Die Lehrperson verweist am Beginn darauf, dass nicht alle Beratungsgrundsätze gleichzeitig explizite Ziele jedes einzelnen Beratungstyps sind, sondern je nach individueller Problemsituation des Patienten als zusätzliche Perspektive in die Beratungssituation eingebettet werden. Pflegepersonen haben durch den Textinput die Möglichkeit, Textstellen durch Markieren hervorzuheben. Die darauf folgende erwünschte Diskussion, welche von der Lehrperson moderiert wird, ermöglicht Pflegepersonen, eigene erfahrungsgemäße Standpunkte einzubringen. Zu den didaktischen Lernorten zählen Lehrsaal und Gruppenräume. Zeitbedarf: 300 Minuten, 6 UE.

3.3.2 Lernziel 2: Beratungssituation

Die Pflegeperson kann die Beratungssituation hinsichtlich ihrer umgebungs-, patienten- und pflegepersonenbezogenen Ausgangsbedingungen erläutern (EX), häufigste Sozialkonstellationen beschreiben (EX) sowie deren Einsatz begründen (EX) und anhand pflegerelevanter Beispiele erklären (ER).

3.3.2.1 Lernzielrelevante Definitionen

(a) **Sozialkonstellationen.** Muster der personellen Zusammensetzung (einzeln, Gruppe) in der Beratungssituation.

(b) **Ausgangsbedingungen.** Voraussetzungen, die für die Qualität der Beratungssituation eine Rolle spielen und der Beurteilung durch die Pflegeperson unterzogen werden.

3.3.2.2 Lehrinhalte

3.3.2.2.1 Fachtheoretischer Lehrinhalt

Für die Beurteilung der Ausgangsbedingungen von Beratung, insbesondere Beratung in der Pflege sind bestimmte umgebungs-, patienten- sowie pflegepersonalbezogene Kriterien zu berücksichtigen. Während entsprechende umgebungsbezogene Kriterien die Atmosphäre während der Beratung förderlich beeinflussen, sind patientenbezogene Kriterien bedeutsam, die den Beratungsbedarf bzw. das Bedürfnis nach Beratung beeinflussen. Fachkenntnisse und Berufserfahrung des Pflegepersonals sind Kriterien, die die Effizienz von Beratung steuern. Die Beratungssituation selbst wird noch zusätzlich wesentlich von der Auswahl der Sozialkonstellationen (z.B. Einzel-, Gruppenberatung) mitbestimmt. Sozialkonstellationen, die über die Einzelberatung hinausgehen (z.B. Gruppenberatung), beziehen den sozialen Kontext (z.B. Angehörige, externe Hilfsdienste, Selbsthilfegruppen), in den ein Problem eingebettet ist, in die Beratungssituation mit ein.

Ausgangsbedingungen von Beratung

(a) Umgebungskriterien

Dazu zählen: Gewährleistung der Privatsphäre durch eine geeignete, für Beratung gekennzeichnete Räumlichkeit; kommunikative Sitzanordnung mit Gewährleistung von Hinwendung und Blickkontakt; Störungsfreiheit durch Umleiten von Telefongesprächen; Ausschaltung bzw. Minimierung von Umgebungslärm (z.B. Gespräche); positive Gesprächsatmosphäre durch Umgehung hektischer Betriebsamkeit (z.B. Raum außerhalb des Stationsbetriebes).

(b) Patientenbezogene Kriterien

Bereits zum Zeitpunkt der „Ermittlung pflegerelevanter Daten" im Rahmen des Pflegeprozesses kann eine erste Beurteilung und Einschätzung der Ausgangsbedingungen erfolgen. Dazu zählen:

o **Vorwissen und Erfahrungen zu Gesundheits-/Krankheitsproblemen.** Umfasst das Wissen und jene Fähigkeiten, die der Patient in den Gesundungsprozess einbringen möchte.

o **Reaktionen auf das Kranksein.** Da Menschen ganz unterschiedlich auf Gesundheitsprobleme reagieren, sind vielfältige Reaktionen wie Leugnen, Verdrängen, Depressionen, Aggressionen etc. möglich.

o **Motivation.** Umfasst die Frage nach dem Beratungsbedürfnis und die Bereitschaft zur Erarbeitung von Lösungsmöglichkeiten für die Problemsituation.

o **Lernfähigkeit.** Umfasst die situationsspezifische kognitive und emotionale Situation sowie die Frage, wie Informationen den Patienten am besten erreichen (z.B. Lesen, Gespräch, Bildmaterial).

○ **Kommunikationsfähigkeit.** Umfasst die Art und Weise, wie der Patient verbal und nonverbal kommuniziert, sowie Beeinträchtigungen durch Erkrankungen, die die Kommunikationsfähigkeit vorübergehend herabsetzen bzw. beeinträchtigen können (Demenz).

○ **Angst als häufige Reaktion auf Kranksein.** Viele Patienten haben weniger Angst, wenn sie ausreichend informiert werden. Zu viele Informationen zum falschen Zeitpunkt können Ängste des Patienten jedoch verstärken (z.B. Flut von Informationen über die postoperativ bevorstehende Intensivstation).

(c) Pflegepersonalbezogene Kriterien

Dazu zählen: Pflegeverständnis (z.B. mechanistisch, patientenorientiert); Pflegeorganisation (z.B. Bezugspflege, die engere Bezüge zu Patienten ermöglicht); Vorerfahrungen mit spezifischen Gesundheitsproblemen, die einen Beratungsbedarf erfordern; Berufserfahrung, wodurch Sicherheit und Vertrauenswürdigkeit nach außen beeinflusst werden; Ausmaß der Kommunikationsfähigkeit und Fachkompetenz, um das nötige Wissen und Informationen zu vermitteln; die Beziehung zu sich selbst und zu anderen; Motivation, sich u.U. belastenden Problemsituationen im Rahmen von Beratung zu stellen.

Sozialkonstellationen

(a) Einzelberatung

Sie stellt die „kleinste" Sozialkonstellation dar und ist eine dyadische Auseinandersetzung zwischen Patient und Pflegeperson. Zusätzlich zur individuellen Lebens- und Problemsituation eines Patienten liegt die Bedeutung der Einzelberatung auch darin, soziale Kontexte und Rahmenbedingungen (familiäre Hintergründe) für die Problemsituation mitzuberücksichtigen. Sie findet Einsatz unter folgenden Umständen:

(1) Wenn Patienten Schwierigkeiten haben, sich weiteren Pflegepersonen oder Personen gegenüber zu öffnen, vor allem, wenn ihre Problemsituation als peinlich empfunden wird (z.B. unwillkürlicher Harnabgang).

(2) Wenn die Problemsituation Konflikte oder allgemeine Schwierigkeiten im Umgang mit anderen Personen einschließt (z.B. Angehörige, die Dependenzpflege leisten).

(3) Wenn für Patienten die intensive Kommunikation mit Pflegepersonen von vorrangiger Bedeutung ist und Patienten gezielt Hilfe von einer Pflegeperson suchen (z.B. Fragen zur Injektionstechnik bei Diabetes mellitus).

(4) Wenn Patienten sich eine Beratungssituation wünschen, in der jemand „ausschließlich für sie da ist" (z.B. onkologisch bedingte Belastungen), und durch spezifische Zuwendung Entlastung finden (vgl. Sickendiek 2002, S. 95–100).

(b) Gruppenberatung

Eine bestimmte Anzahl von Patienten trifft über einen gewissen Zeitraum zusammen, um sich in direkter Interaktion über eine bestimmte Problemlage auseinander zu setzen. Diese Form nützt Kommunikationsweisen, Einstellungen, Kenntnisse und Erfahrungen der teilnehmenden Patienten untereinander.

Varianten:

o   Eine **„Primärgruppe"** bezeichnet Gruppen mit engen, stabilen Zusammenschlüssen, wobei Mitglieder einander gut kennen (z.B. Familie).

o   Eine **„Sekundärgruppe"** meint Gruppen mit instabilen, lockeren Zusammenschlüssen mit indirekten Beziehungen (z.B. Diabetikergruppe).

o   **„Formelle Gruppen"** umfassen Gruppenmitglieder, deren Zuordnung eindeutig formell zugeordnet ist (z.B. Diabetikergruppe).

o   **„Informelle Gruppen"** umfassen Personen, deren Zuordnung aus unterschiedlichsten Problemsituationen heraus erfolgt (z.B. Personen mit Essstörungen, Alkoholproblemen).

Sie finden Einsatz unter folgenden Umständen:

o   Belastungen werden leichter akzeptiert, wenn auch andere Patienten als gleichbetroffen wahrgenommen werden (z.B. Amputationen an den Extremitäten).

o   Unangenehme oder tabuisierte Themen werden in der Gruppe leichter angesprochen (z.B. unwillkürlicher Harnabgang).

o   Eigene und fremde Problemlösungen können reflektiert und genützt werden (z.B. Versorgung von künstlichen Darmausgängen).

o   Erfahrungen im Erproben von Lösungswegen können vielfältiger diskutiert werden.

○ Gegenseitige Hilfestellungen von Gruppenmitgliedern können sich entwickeln (vgl. Sickendiek 2002, S. 103–106).

3.3.2.3 Fachdidaktische Hinweise

Der fachtheoretische Lehrinhalt wird im Rahmen eigenständiger Verarbeitungsformen, Textinputs und Diskussionsvarianten vermittelt. Am Beginn verweist die Lehrperson auf die Bedeutsamkeit förderlicher Ausgangsbedingungen für die Effizienz einer Beratungssituation. Danach erfolgt die Erarbeitung von Ausgangsbedingungen für eine Beratungssituation unter Einsatz von **„aufgabenunterschiedlichen Kleingruppenarbeiten"**, deren Inhalte durch Lehrzielverknüpfungen (z B. Berufskunde, Pflegephilosophie) und Berufserfahrungen herstellbar sind. Die Präsentation von Lernarbeitsergebnissen kann durch Kommentare seitens der Lehrperson ergänzt werden. Die geschaffenen Lernarbeitsergebnisse werden vervielfältigt. Für die Vermittlung von Sozialkonstellationen erfolgt zunächst der Einsatz eines gut strukturierten **Textinputs (Kopie)**, welcher gelesen wird und von welchem entsprechende Textpassagen herausgestellt werden. In der abschließenden **Einzelarbeit** werden pflegerelevante Beispiele, die durch Lehrzielverknüpfungen und Berufserfahrung herstellbar sind, erarbeitet. In der anschließenden Präsentation wird die Vielfalt an Einzelarbeitsergebnissen für alle Zuhörer nutzbar gemacht. In der noch folgenden **Diskussion** übernimmt die Lehrperson die Rolle der Zuhörerin und Beobachterin, während eine Pflegeperson die Moderatorenrolle übernimmt. Als didaktische Lernorte dienen Klassenraum und Gruppenräume. Zeitbedarf: 200 Minuten, 4 UE.

3.3.3 Lernziel 3: Beratungstypen

Die Pflegeperson kann aufklärende Beratung, empfehlende Beratung, erfordernisorientierte Beratung, lösungsorientierte Beratung und komplexe Beratung charakterisieren sowie voneinander abgrenzen (EX), deren generelle Indikation begründen (EX) und anhand von Beispielen erklären (ER).

3.3.3.1 Lernzielrelevante Definitionen

(a) **Beratungsmodus.** Erscheinungsweise bzw. -form (z B. mündlich, schriftlich), in der Beratung stattfindet.

(b) **Beratungstypen.** Beschreibungssystem zur Charakterisierung einer Beratungsart, die bestimmte Merkmale aufweist und dadurch unterscheidbar wird.

(c) **Beratungsprozess.** Zielgerichtete Methode des Suchens, Planens, Durchführens und Überprüfens von Problemlösungen.

(d) **Beratungsbedarf.** Beratungsrelevante Problemsituation, die der Patient artikuliert und/oder die Pflegeperson als notwendig erkennt.

(e) **Beratungsproblem.** Beschreibung einer als belastend/störend empfundenen Problemsituation aus der Sicht des Patienten.

(f) **Problemrelevante Ressourcen.** Kräfte, Möglichkeiten und Reserven zur Bewältigung der Problemsituation.

(g) **Beratungsziel.** Realisierbarer und überprüfbarer Soll-Zustand, der durch den Patienten angestrebt wird.

(h) **Problemlösungsmöglichkeiten.** Mögliche Maßnahmenvarianten (Denk- und Handlungswege) zur Lösung einer Problemsituation.

(i) **Problemlösungsplan.** Entwurf eines realisierbaren Maßnahmenkonzeptes zur Lösung der Problemsituation.

(j) **Planumsetzung.** Praktische Durchführung der festgelegten Lösungsmaßnahmen.

(k) **Planevaluierung.** Beurteilung/Bewertung des Erfolges der Umsetzung des Problemlösungsplanes.

(l) **Pflegeprozess.** Zielgerichtete Methode des Planens, Durchführens und Überprüfens professioneller Pflege, welche in Abstimmung mit Patienten stattfindet. Die prozessualen Einzelschritte folgen dem Muster eines Problemlösungs- und Beziehungsprozesses.

(m) **Systemisches Denken.** Geht davon aus, dass für das Verstehen von Problemen weniger das Individuum, sondern der betreffende Lebenskontext (psychosoziale Bedingungen) bedeutsam ist.

3.3.3.2 Lehrinhalte

3.3.3.2.1 Fachtheoretischer Lehrinhalt

Vorliegende Beratungstypen ermöglichen Patienten einerseits raschen Zugang zu verständlichen, aktuellen und unabhängigen Informationen, die sich an den Bedürfnissen orientieren und zudem die momentane körperlich-emotionale Gesundheitssituation berücksichtigen, andererseits die systematische Erarbeitung von Lösungen zu einer bestehenden Problemsituation. M.a.W.: Sie umfassen das Vermitteln von bewusst ausgewählten systematischen Informationen, welche beim Patienten auf bessere Voraussetzungen für das Treffen gesundheits-/krankheitsbezogener Entscheidungen zielen, sowie die Erarbeitung von Lösungsvarianten, um Krankheitssituationen besser zu bewältigen.

Schwendenwein (2004) differenziert zwischen „sich beraten lassen" und „sich selbst informieren". Eine beratende Pflegeperson als Expertin (a) weiß, was der Patient an spezifischen Informationen benötigt, (b) weiß über für den Patienten nur mühsam zu recherchierende bzw. nicht erschließbare Wissensbestände Bescheid, (c) verfügt über nicht einholbare Erfahrungswerte und kann diese auch glaubhaft kommentieren, (d) kann sich auf die Individualsituation des Patienten kognitiv und emotional einstellen, (e) kann sich sprachlich auf den Patienten einstellen (z.B. Anpassen der Sprechgeschwindigkeit, Lautstärke, Erläutern von Fachbegriffen und Nichtverstandenem durch Beispiele), (f) kann unterstützende Informationsmaterialien (z.B. Skizzen, Zeichnungen) und Medien (z.B. PC, Video) einsetzen, (g) kann auf Alternativmöglichkeiten verweisen, die den speziellen Bedürfnissen des Patienten entsprechen, (h) kann auf erfahrungsgemäße Vor-/Nachteile verweisen, (i) kann auf vom Patienten Unbedachtes hinweisen (vgl. Schwendenwein, Hinweise per E-Mail vom 19. August 2004).

Die vorliegenden Beratungstypen werden vorrangig für die Beratung von Patienten, jedoch auch für die Beratung von Angehörigen/Bezugspersonen von Patienten sowie Gesunden eingesetzt. Die Beratungsschwerpunkte einzelner Beratungstypen richten den Blick auf Bedingungen zur Erhaltung von Gesundheit (Salutogenese) sowie auf Reaktionen von Krankheiten (Pathogenese) und werden je nach Individualsituation des Patienten unterschiedlich eingesetzt und gewichtet.

Beratungstypen

Aufklärende Beratung

Definition
Sie liegt dann vor, wenn durch bewusste, systematische Vermittlung begründeter Informationen ein bestimmter Wissens- bzw. Informationsstand beim Patienten erreicht wird.

Charakterisierung

Aufklärende Beratung in der Pflege ist der Versuch, Patienten in die Lage zu versetzen, ein bestimmtes gesundheits-/krankheitsbezogenes Wissen zu erlangen. Der Patient kann im Rahmen der Informationsvermittlung ein aktiver Gesprächspartner sein, der aus subjektiver Sicht offene und noch abzuklärende Fragen einbringt. Der Beratungsmodus ist vorzugsweise entweder mündlich, kombiniert mündlich und schriftlich oder unter Einsatz unterschiedlicher Medien (Video, PC) mit ergänzenden mündlichen Kommentaren. Aufklärende Beratung ist aufgrund des individualisierten Ansatzes der Einzelberatung zuzuordnen und mit dem Pflegeprozess verknüpft, welcher als Ordnungsrahmen dient.

Die Verknüpfungspunkte sind in den Einzelschritten des Pflegeprozesses zu finden. Im ersten Schritt des Pflegeprozesses, der „Erhebung pflegerelevanter Daten", werden u.a. beratungsrelevante Informationsbedürfnisse erhoben und damit der konkrete Beratungsbedarf festgestellt. Ebenso können Lernvoraussetzungen (psychisch, physisch) des Patienten eingeschätzt werden. Im zweiten Schritt kann die Pflegeperson aufgrund erhobener Daten das Beratungsproblem ableiten. Der dritte Schritt ist die Planung und umfasst Zielfestlegung mit grundsätzlicher Ausrichtung auf Wissenserwerb sowie Festlegung der Vorgehensweise systematischer Vermittlung von Informationen (z.B. Zeitraum, Modus, Inhalt und Umfang). Der vierte Schritt ist die Durchführung „aufklärender Beratung". Diese gliedert sich in drei Phasen:

- In der „Einleitungsphase" werden das Aufklärungsthema und damit in Verbindung stehende Ziele und Erwartungen zwischen Pflegeperson und Patienten abgestimmt.

- In der „Mittelphase" werden die inhaltlichen Hauptpunkte in strukturierter Form vermittelt und, wenn nötig, anhand von Beispielen verdeutlicht.

- In der „Abschlussphase" erfolgt nach der Zusammenfassung übermittelter Informationen und Abklärung noch offener Fragen der Verweis auf ggf. weiterführende Gespräche.

Der fünfte und letzte Schritt ist die Evaluation. Sie besteht aus Zielevaluation und Durchführungsevaluation. Während die Zielevaluation aufgrund kurzfristig gesetzter Ziele (z.B. kennt postoperative Ernährungsrichtlinien) möglich ist, kann die Durchführungsevaluation (Patientenevaluation) aufgrund kurzfristiger Krankenhausaufenthalte oft nicht mehr erfolgen. Die Pflegeperson evaluiert ihre Informationsvermittlung und Unterstützungsleistung in der Beratung (Pflegepersonenevaluation).

Aufklärende Beratung von **Patienten** kann sich beispielsweise auf die Begründung pflegerischer Maßnahmen beziehen, die ein Patient über sich ergehen lassen muss (z.B. prä- und postoperative Beratungsschwerpunkte für geplante chirurgische Eingriffe), auf Erklärung/Kommentierung schriftlicher Informationsmaterialien (z.B. Leistungsspektrum extramuraler Pflege, Beckenbodengymnastik bei Stressinkontinenz), auf Hinweise auf zu korrigierende Verhaltensweisen, wenn beobachtetes selbstschädigendes bzw. negierendes Verhalten beim Patienten vorliegt (z.B. Hypertonie), und auf Angstabbau vor der Durchführung medizinischer und pflegerischer Maßnahmen (endoskopische Untersuchungen, Gewebepunktionen).

Aufklärende Beratung von **Angehörigen** kann sich beispielsweise auf die Vermittlung von Informationen über soziale Hilfsdienste (z.B. Heimhilfe, Pflegehilfe, ambulante Pflegedienste) zur Unterstützung pflegebedürftiger Menschen in häuslicher Umgebung beziehen sowie auf Einrichtungen für die Betreuung alter Menschen (z.B. Tagestätten, Pflegeheime, betreutes Wohnen, Kurzzeitpflege).

Aufklärende Beratung von **Gesunden** wird beispielsweise in der Vermittlung von Informationen über Methoden der Schwangerschaftsverhütung und Verhalten während der Schwangerschaft sowie Stillperiode wirksam.

Die generelle Indikation für „aufklärende Beratung" lautet:

A. **„Aufklärende Beratung" ist u.a. unter folgenden Voraussetzungen sinnvoll:**
1. wenn der Patient das Bedürfnis nach Erhalt von Informationen und zusätzlichem Erwerb von Wissen äußert und/oder deutlich zu erkennen gibt;
2. wenn die Informationsvermittlung auf krankheits-/gesundheitsbezogenen Vorkenntnissen bzw. Vorerfahrungen des Patienten aufbaut;
3. wenn zunehmende Partizipation des Patienten im Pflege- und Behandlungsprozess erforderlich ist;
4. wenn der aktuelle Gesundheits-/Krankheitszustand (körperlich, geistig, seelisch) des Patienten die Verarbeitung von Informationen zulässt;
5. wenn die zu vermittelnden Informationen so aufbereitet werden sollen (z.B. Sprachgebrauch, Verständlichkeit), dass sie vom Patienten verarbeitet werden können;
6. wenn mit dem Patienten Übereinstimmung hinsichtlich Vermittlungsmodus, Zeitplan, Zielen und Durchführung besteht.

B. „Aufklärende Beratung" ist u.a. für folgende Zielsetzung bedeutsam:

1. wenn beim Patienten Ängste und Verunsicherungen abgebaut werden sollen;
2. wenn eine symmetrische Kommunikation im Sinne eines Informationsgleichgewichtes zwischen Patient und Pflegeperson angestrebt werden soll;
3. wenn die Bereitschaft des Patienten zur aktiven Mitwirkung am Pflege- und Behandlungsprozess (Compliance) verbessert werden soll;
4. wenn der Patient zunehmend autonom und selbstbestimmt am Pflege- und Behandlungsprozess teilhaben soll;
5. wenn die Selbstpflege des Patienten optimiert werden soll;
6. wenn eine Stärkung des „Kohärenzgefühls" (vgl. Salutogenese, Pkt. 3.1.2) erfolgen soll, damit der Patient eine Übersicht über das Ausmaß des Problems erlangen kann.

„Aufklärende Beratung" am Beispiel von Schilddrüsenoperationen

Operative Eingriffe an der Schilddrüse werden aus unterschiedlichen Gründen durchgeführt, etwa bei gutartigen und bösartigen Tumoren und bei Funktionsstörungen der Schilddrüse am Beispiel der Hyperthyreose (Überfunktion). Das vorliegende Beratungsbeispiel begründet pflegebezogene Maßnahmen, die ein Patient während der postoperativen Phase (bis zum zweiten postoperativen Tag) über sich ergehen lassen muss. Um gleichzeitig Partizipation im postoperativen Pflegeverlauf seitens des Patienten zu erzielen, werden folgende Beratungsschwerpunkte noch vor der Operation vermittelt (vgl. Paetz 2000, S. 283–284):

Beratungsschwerpunkte für den Beratungstyp „aufklärende Beratung" am Beispiel von Schilddrüsenoperationen

1. **Beobachtung.** Vitalzeichen (Puls, Blutdruck, Atmung) werden halbstündlich kontrolliert sowie der Halsumfang gemessen, um Nachblutungen nach innen (Wundhöhle) frühzeitig zu erkennen.
2. **Lagerung.** Unmittelbar nach der Operation ist eine halb sitzende bzw. sitzende Position im Bett einzunehmen, um Wundsekret besser abzuleiten sowie Wundödeme (Schwellungen) zu vermeiden.
3. **Operationswunde.** Verschiedene Drainagen und Absaugsysteme werden verwendet, um nach dem Eingriff Blut und Wundsekretansammlungen aus dem Operationsgebiet abzuleiten.
4. **Mobilisation.** Das Festhalten des Kopfes beim Aufstehen sowie achsenkonforme Bewegungen des Kopf-Oberkörpers sind durchzuführen, um Schmerzen und Spannung im Naht- sowie Wundbereich zu vermeiden.
5. **Prophylaxen.** Luftbefeuchtung (z.B. Vernebler) und Inhalationen sind anzuwenden, um Atemluft anzufeuchten sowie Schmerz erzeugenden Hustenreiz zu vermeiden.

6. **Nahrungsaufbau.** Der erste Schluckversuch am Tag der Operation muss unter Beobachtung sowie störungsfrei verlaufen, um feste Nahrung aufzunehmen sowie Erbrechen zu vermeiden.

Empfehlende Beratung

Definition

Liegt dann vor, wenn die bewusste, systematische Vermittlung von Informationen mit für den Patienten vorteilbringenden Alternativvorschlägen gekoppelt ist.

Charakterisierung

Der Beratungstyp „empfehlende Beratung" bedeutet, dass die von der Pflegeperson empfohlenen Maßnahmen für den Patienten vorteilhaft wären, jedoch nicht zwingend umgesetzt werden müssen. Die Empfehlungen werden jedoch eher umgesetzt, umso besser und überzeugender die Argumente der Pflegeperson sind. M.a.W.: „Empfehlende Beratung" inkludiert den Beratungstyp „aufklärende Beratung", wobei darüber hinaus ein oder mehrere Alternativvorschläge in Form von Empfehlungen von der Pflegeperson zum Vorteil des Patienten ausgesprochen werden. Die Entscheidung, ob die Empfehlungen umgesetzt werden, trifft im Anschluss der Patient selbst. Empfehlende Beratung findet vorzugsweise mündlich statt, kann aber auch schriftlich mit ergänzenden mündlichen Kommentaren erfolgen. Sie ist aufgrund des individualisierten Ansatzes der Einzelberatung zuzuordnen und wird wie „aufklärende Beratung" mit dem Pflegeprozess verknüpft.

Im vierten Schritt des Pflegeprozesses (Durchführung) finden sich im Vergleich zur „aufklärenden Beratung" Ergänzungen. In der „Einleitungsphase" werden das Beratungsthema und damit in Verbindung stehende Ziele und Erwartungen abgestimmt. In der „Mittelphase" werden die Hauptpunkte der Reihe nach übermittelt und auf Alternativmöglichkeiten verwiesen. Alternativvorschläge werden hinsichtlich ihrer Vor-/Nachteile und Folgen kommentiert, unter Bezugnahme zur Individualsituation des Patienten werden Empfehlungen ausgesprochen. In der „Abschlussphase" erfolgt nach der Zusammenfassung übermittelter Informationen und Diskussion noch offener Fragen der Verweis auf weitere Hilfsquellen.

Die empfehlende Beratung von **Patienten** kann sich beispielsweise beziehen auf: Varianten der Insulinselbstinjektion, Varianten von Gehhilfen und Spezialmatratzen, Varianten von Blutdruckmessmöglichkeiten oder Darmirrigation als Darmtrainingsmöglichkeit bei Kolostomie (künstlichem Darmausgang).

Empfehlende Beratung von **Angehörigen** bzw. Bezugspersonen kann sich beispielsweise auf „Altersprobleme und deren Kompensationsmöglichkeiten" beziehen.

Empfehlende Beratung von **Gesunden** kann beispielsweise auf „Stressabbaumöglichkeiten" eingehen.

Die generelle Indikation für „Empfehlende Beratung" lautet:

A. „Empfehlende Beratung" ist u.a. unter folgenden Voraussetzungen sinnvoll:
1. wenn „aufklärende Beratung" bereits stattgefunden hat;
2. wenn es für den Patienten schwierig ist, aus einer Fülle an Gesundheitsinformationen selbstständig Entscheidungen zu treffen;
3. wenn der Patient das Bedürfnis nach Empfehlungen äußert oder deutlich zu erkennen gibt;
4. wenn eine oder mehrere Alternativvorschläge zu pflegebezogenen Problemsituationen bestehen;
5. wenn der Patient Alternativvorschläge kognitiv und emotional verarbeiten kann;
6. wenn die Pflegeperson neben ihren Fachkenntnissen über entsprechende Erfahrungswerte verfügt und diese glaubhaft einbringen kann.

B. „Empfehlende Beratung" ist u.a. für folgende Zielsetzung bedeutsam:
1. wenn der Patient selbstständig Entscheidungen treffen kann bzw. am Entscheidungsprozess teilnehmen möchte;
2. wenn der Patient vermehrt Kontrolle über die eigene Pflegesituation übernehmen möchte;
3. wenn der Patient aktiv am Pflege- und Behandlungsprozess teilnehmen möchte;
4. wenn der Patient den Grad der Selbstpflege optimieren möchte;
5. wenn eine Stärkung des „Kohärenzgefühls" (vgl. Salutogenese) erfolgen soll, indem der Patient eine Möglichkeit des Eingreifens und Reagierens auf den Genesungsprozess erlangt.

„Empfehlende Beratung" am Beispiel von Patienten mit bösartigen Tumorerkrankungen

Derartige Erkrankungen führen zu physischen, psychischen und sozialen Belastungen für den Betroffenen und dessen Angehörige. Infolge von

Behandlungsmethoden wie beispielsweise Chemotherapie (Medikamente zur spezifischen Hemmung von Tumorzellen im Organismus) treten erwartbare Problemsituationen für den Patienten auf. Dazu zählen u.a.:

(1) **Appetitverlust.** Kann ein schwer wiegendes Problem sein und zu Unterernährung und starkem Gewichtsverlust führen.

(2) **Übelkeit und Erbrechen.** Dies sind häufige Nebenwirkungen und treten trotz medikamentöser Abschirmung (Antiemetika) auf.

(3) **Entzündung der Mundschleimhaut.** Sie entsteht als Folge von Inappetenz und Mundtrockenheit und kann 7–14 Tage nach Beginn der Chemotherapie auftreten.

Folgende Empfehlungen können zu ausgewählten Problembereichen übermittelt werden (vgl. Cannobio 1998, S. 747–749; Seel 1998, S. 936):

Beratungsschwerpunkte für den Beratungstyp „empfehlende Beratung" am Beispiel von bösartigen Tumorerkrankungen

A. Appetitverlust:
1. Ein kleiner Spaziergang und leicht ausführbare Bewegungen vor dem Essen können appetitanregend wirken, weil die Darmperistaltik unterstützt und Völlegefühl vermindert wird.
2. Trinken ist vor dem Essen zu vermeiden, weil Flüssigkeiten „füllend" wirken.
3. Essen, wenn möglich, im Kreise der Familie oder von Freunden, weil es als soziales Ereignis weniger ermüdet.
4. Ernährung variieren und Speisen durch Kräuter, Gewürze und Soßen attraktivieren, weil vielfältige Geschmacksrichtungen appetitfördernd wirken.

B. Übelkeit und Erbrechen:
1. Speisen eher lauwarm oder kühl essen, weil heiße Speisen Übelkeit fördern.
2. Leicht gewürzte, cremige Speisen bevorzugen, weil salzige, süße und fette Speisen sowie Speisen mit starkem Geruch Übelkeit und Erbrechen provozieren.
3. Vor dem Essen für frische Luft im Raum sorgen, weil Gerüche, Anblicke und Geräusche Übelkeit hervorrufen.
4. Häufiger kleine und hoch kalorische Mahlzeiten aufnehmen, weil sie vom Magen besser toleriert werden sowie den Kalorienbedarf optimaler decken.
5. Techniken wie beispielsweise autogenes Training, progressive Muskelentspannung, gedankliche Fantasiereisen praktizieren, weil eine Übelkeit erzeugende Spannung abgebaut werden kann.
6. Lesen, Fernsehen oder andere Beschäftigungen in den Tagesablauf einbauen, weil Gedanken auf ablenkende Themen fokussiert werden.

C. Mundschleimhautentzündung:
1. Nur weiche Zahnbürsten verwenden, damit Zahnfleischirritationen und Schmerzen vermieden werden.

---

2. Mund nach den Mahlzeiten spülen (z.B. entzündungshemmende Tees, Kamillentee, Käspappeltee), weil dadurch Schmerzlinderung erfolgt sowie der Heilungsfortschritt unterstützt wird.
3. Knusprige und harte sowie kalte und heiße Speisen meiden, weil dadurch Schleimhautläsionen entstehen.
4. Trinken von Wasser, Kauen von zuckerfreien Kaugummis oder Verwendung von künstlichem Speichel, weil eine feuchte Mundhöhle Schmerzen mindert.

Erfordernisorientierte Beratung

Definition

Sie liegt dann vor, wenn bestimmte Maßnahmen oder die Einhaltung von Verordnungen für ein bestimmtes Verhalten des Patienten unbedingt notwendig sind.

Charakterisierung

Erfordernisorientierte Beratung zielt auf die Durchführung von Maßnahmen sowie auf die Einhaltung gesundheitsbezogener Vorgaben bzw. Verordnungen (z.B. Lebensumstellung). Derartige Vorgaben sind ggf. lebenslänglich einzuhalten. Grundsätzlich kann deshalb zwischen „erfordernisorientierter Beratung im engeren Sinn" sowie „erfordernisorientierter Beratung im weiteren Sinn" unterschieden werden (vgl. Schwendenwein, Hinweise per E-Mail vom 19. August 2004). Ersteres besteht dann, wenn unter beratender Anleitung die notwendigen Maßnahmen zumindest angemessen, optimal oder perfekt seitens des Patienten ausgeführt werden müssen. Zweiteres bezieht sich auf Maßnahmen unterschiedlichster Art, die für den Patienten von moderierender Bedeutung sind (z.B. Lebensumstellung nach rezidivierenden arteriellen Gefäßoperationen).

Der Beratungstyp „erfordernisorientierte Beratung" ist aufgrund des individualisierten Ansatzes der Einzelberatung zuzuordnen und wird wie die bereits genannten Beratungstypen mit den Einzelschritten des Pflegeprozesses verknüpft. Beides findet vorzugsweise mündlich statt, kann aber auch schriftlich mit ergänzenden mündlichen Kommentaren erfolgen.

„Erfordernisorientierte Beratung im engeren Sinn" von Patienten kann sich beispielsweise auf Maßnahmen bei künstlichem Darmausgang oder bei Selbstkatheterismus beziehen. Bei Angehörigen können Beratungsschwerpunkte wie beispielsweise „Maßnahmen zur Sturzprophylaxe" relevant sein. „Erfordernisorientierte Beratung im weiteren Sinn" von Patienten kann sich auf das Ernährungsverhalten nach Magenoperationen oder die Lebensumstellung nach koronarer Herzkrankheit beziehen.

Die generelle Indikation für „erfordernisorientierte Beratung" lautet:

A. „Erfordernisorientierte Beratung" ist u.a. unter folgenden Voraussetzungen sinnvoll:
1. wenn erforderliche Maßnahmen bisher noch nie oder wenig erfolgreich oder wenig sachgerecht durchgeführt wurden;
2. wenn Grenzen und Möglichkeiten in körperlicher, geistiger und seelischer Hinsicht geklärt sind;
3. wenn der Patient den Notwendigkeitsgrad der Maßnahmen nachvollziehen kann;
4. wenn der Patient Konsequenzen (z.B. Gefahren) und Folgen unterlassener Maßnahmen begreift.
5. wenn die Motivation zur aktiven Mitwirkung am Pflege- und Behandlungsprozess erkennbar bzw. gegeben ist.

B. „Erfordernisorientierte Beratung" ist u.a. für folgende Zielsetzung bedeutsam:
1. wenn eine angemessene bis perfekte Durchführung der Maßnahmen seitens des Patienten erfolgen muss;
2. wenn eine angemessene bis perfekte Durchführung mit Unterstützung von Angehörigen bzw. Bezugspersonen erfolgen muss.

„Erfordernisorientierte Beratung im engeren Sinn" am Beispiel von Patienten mit Antikoagulantientherapie

Antikoagulantien werden zur Prävention oder Therapie bei arterieller oder venöser Thrombose (Blutgerinnsel) sowie bei einer Anzahl von Krankheiten (z.B. nach Herzinfarkt, Implantation von Gefäßprothesen) eingesetzt. Zu den Antikoagulantien zählen Kumarinderivate (z.B. Marcumar®), die oral verabreicht werden, und Heparin (z.B. Lovenox®), das subkutan injiziert wird. Die Dauer der Therapie richtet sich nach der Grunderkrankung. Sie kann von kurzer Dauer oder lebenslang erforderlich sein. Grundsätzlich wird die Blutgerinnungszeit herabgesetzt, womit eine erhöhte Blutungsbereitschaft einhergeht. Ausgehend von der Erläuterung von Zweck, Dosierung, Einnahmezeitplan und Art der Verabreichung der verordneten Medikamente sowie deren Nebenwirkungen ist für die Antikoagulantientherapie folgendes Verhalten des Patienten erforderlich (vgl. Seel 1998, S. 304; Canobbio 1998, S. 36–38):

Beratungsschwerpunkte für den Beratungstyp „Erfordernisorientierte Beratung im engeren Sinn" am Beispiel von Antikoagulantientherapie

1. **Medikamente.** Ein bis zwei Wochen vor Auslaufen des Medikamentenvorrates hat der Patient für Nachschub zu sorgen. Im Falle von Reisetätigkeiten sind größere Medikamentenvorräte anzulegen.

2. **Ausweis.** Allen zusätzlichen behandelnden Ärzten (z.B. Zahnarzt) ist der Ausweis vorzulegen (neben persönlichen Daten sind die Gerinnungszeit, Medikation und der behandelnde Arzt angeführt).

3. **Blutungsneigung.** Risikoreiche Sportarten und Aktivitäten, die mit erhöhtem Verletzungsrisiko einhergehen, sind zu unterlassen (z.B. weiche Zahnbürste und keine druckbetriebenen Mundduschen verwenden; stets Schuhe tragen, um Fußverletzungen zu vermeiden; bei Gartenarbeiten Handschuhe tragen; Rasieren nur mit elektrischem Rasierer).

4. **Selbstbeobachtung.** Erhöhte Sensibilität hinsichtlich Symptomen, die auf eine Blutung hinweisen. Blaue Flecken (Hämatome) sind zu überwachen und auf ihre Ausdehnung hin zu überprüfen (z.B. Markieren der Ränder mit Farbstift). Folgende Symptome müssen dem Arzt mitgeteilt werden: (1) spontanes Nasen- oder Zahnfleischbluten, (2) blutige Stühle, (3) rötliche Punkte auf der Haut, (4) Erbrechen, Durchfall, Fieber über mehr als 24 Stunden.

5. **Ernährung.** Vitamin-K-reiche Nahrungsmittel (z.B. grünes Blattgemüse, Tomaten, Bananen und Fisch) vermindern die antikoagulative Kumarin-Wirkung. Sie sind daher nicht in großen Mengen täglich zu konsumieren.

6. **Laborkontrollen.** Blutgerinnungswerte sind regelmäßig zu kontrollieren (z.B. wöchentlich), wobei die Möglichkeit besteht, diese auch selbst (Heimgeräte) zu bestimmen.

„Erfordernisorientierte Beratung im weiteren Sinn" am Beispiel arterieller Revaskularisation

Derartige chirurgische Eingriffe dienen zur Erhöhung arterieller Durchblutung durch Umgehung einer stenosierenden (verengenden) oder verschlossenen Arterie durch einen Bypass. Das dafür benötigte Material kann in einem autologen Transplantat oder in synthetischem Material bestehen (vgl. Cannobio 1998, S. 62). Folgendes Verhalten, welches eine Korrektur der Lebensweise erfordert und zur Rezidivprophylaxe dient, ist für den Patienten zukünftig bedeutsam (vgl. Paetz 2000, S. 509–510; Seel 1998, S. 341–342):

Beratungsschwerpunkte für den Beratungstyp „Erfordernisorientierte Beratung im weiteren Sinn" am Beispiel arterieller Revaskularisation

1. **Kleidung.** Stützstrümpfe, Kompressionsverbände (z.B. Bandagen), Hochlagern der Beine sowie eng anliegende, abschnürende Kleidung (z.B. Socken, Strumpfbänder) soll vermieden werden, weil die Durchblutung gedrosselt wird. Warmhaltende Kleidung soll getragen werden.
2. **Bewegung.** Während der Heilungsphase (6–8 Wochen) soll der Patient langes Sitzen vermeiden, weil starke Beugungen und somit Abknickungen im Verlauf der operierten Arterie die Durchblutung vermindern. Im Liegen sollen die Fußenden um einige Zentimeter tiefer gestellt werden, weil der arterielle Blutfluss passiv beschleunigt wird. Das tägliche Gehtraining soll auf zirka ein bis zwei Stunden Wegzeit gesteigert werden, weil die Durchblutung gefördert sowie die Muskelpumpe zur Thromboseprophylaxe betätigt wird.
3. **Risikofaktoren.** Die Überwachung sowie optimale Einstellung bestehender Risikofaktoren (z.B. Blutzucker, Blutdruck, Blutfette) soll sorgfältig sein, weil damit das Fortschreiten arteriosklerotischer Gefäßveränderungen hemmend beeinflusst wird.
4. **Lebensgestaltung.** Fettreiche Ernährung soll umgestellt sowie Rauchen vermieden werden, weil das Entstehen arteriosklerotischer Plaques in den Gefäßen gehemmt sowie die gefäßverengende Wirkung reduziert wird. Stressabbauvarianten sollen praktiziert (z.B. progressive Relaxation, autogenes Training) werden, weil ungünstige gefäßwirksame Symptome (z.B. Erhöhung der Herzfrequenz, Hypertonie) vermindert werden.

Lösungserarbeitende Beratung

Definition

Lösungserarbeitende Beratung liegt dann vor, wenn Maßnahmen, die der Patient selbst oder durch koordiniertes Zusammenarbeiten mit anderen Personen erbringen kann (z.B. Angehörige, Vertrauensperson), zur Lösung von Problemsituationen kurz-, mittel- oder langfristig notwendig sind.

Anmerkung

Lösungserarbeitende Beratung integriert in Anlehnung an „lösungsorientierte Beratung" (Bamberger) Ansätze systemischer Beratung. Die systemische Maxime beruht auf der Annahme, dass man sich von Anfang an auf die Konstruktion einer Problemlösung und weniger auf die Problemrekonstruktion konzentriert: „Lösungen konstruieren statt Probleme analysieren" (vgl. Bamberger 2001, S. 21).

Die zentralen Grundannahmen systemischer Theorien sind:

(1) **Zirkularität.** Verhaltensweisen des Einzelnen sind immer durch Verhaltensweisen der anderen mitbedingt. Deshalb ist ein Problem das Ergebnis des Zusammenwirkens mehrerer Personen und das Zusammentreffen verschiedenster Umstände, auch wenn nur ein einzelner „Problemträger" in Erscheinung tritt. Beratung konzentriert sich daher auf das Erkennen interaktioneller, zirkulärer Prozesse.

(2) **Konstruktivismus.** Jeder Mensch konstruiert aufgrund von Erfahrungen, die er mit seiner Umgebung macht, ein Bild von der Wirklichkeit. Diese Wirklichkeitskonstruktionen beeinflussen, was dieser Mensch sieht, wie er das Gesehene bewertet und welches Verhalten daraus entwickelt wird. Beratung geht daher davon aus, dass Konstruiertes auch immer umkonstruiert werden kann und alternative Sichtweisen im Sinne einer Lösung zu einer Problemsituation immer vorhanden sind.

(3) **Kybernetik zweiter Ordnung.** Da die Pflegeperson im Beratungsprozess keine außen stehende Beobachterin ist, die in objektiver Weise sagen könnte, welche Problemlösung die „einzig Richtige" ist, kann sie die Problemlösung auch nicht einfach vorgeben. Die Pflegeperson ist selbst Interaktionspartnerin, die bestimmte Interaktionsmuster bewusst bzw. auch unbewusst beeinflusst. Beratung geht davon aus, mit dem Patienten gemeinsam nach Lösungsmöglichkeiten zu suchen und eine Balance zwischen Anregung zur Lösungssuche und Autonomie in der Lösungsfestlegung herzustellen (vgl. Bamberger 2001, S. 7–11).

Lösungserarbeitende Beratung findet in einer geplanten Gesprächssituation im dialogischen Gespräch sowie in gemeinsamer Erarbeitung mit dem Patienten statt. Der Beratungsprozess besteht aus acht Einzelphasen, die grundsätzlich dem Grundmuster eines Problemlösungs- und zwischenmenschlichen Beziehungsprozesses folgen.

Charakterisierung

Der Beratungstyp „Lösungserarbeitende Beratung" versucht, ein Sprechen über Probleme kurz zu halten, und thematisiert vor allem Inhalte, die zur Entwicklung von Problemlösungen dienen. Das bedeutet, dass Beratung von Anfang an auf die vorhandenen Kompetenzen und Ressourcen ausgerichtet wird, um eine Problemlösung zu finden. Der Beratungsmodus ist vorzugsweise mündlich und bezieht, wenn erforderlich, den sozialen Kontext mit ein. Das bedeutet, dass Personen (z.B. Angehörige, Bezugspersonen), die eine kooperative Rolle mit dem Patienten in der Problemlösung einnehmen, am Beratungsprozess teilhaben können. Lösungserarbeitende Beratung ist vorrangig der Einzelberatung zuzuordnen und findet im Rahmen eines komplexen achtphasigen Beratungsprozesses statt.

Folgende Ansatzpunkte systemischer Beratung werden im Rahmen „lösungserarbeitender Beratung" berücksichtigt:

(1) **Blick auf alternative Verhaltensmöglichkeiten.** Problemsituationen sind immer unter verschiedenen Perspektiven zu betrachten. Deshalb kann man sagen, dass alternative Verhaltensweisen und damit mögliche Lösungen immer vorhanden sind und vom Patient erst entdeckt werden müssen.

(2) **Nutzbarmachung vorhandener Ressourcen.** Genutzt werden Fähigkeiten, Fertigkeiten, Erfahrungen, Gewohnheiten, Beziehungen, die der Patient in die Beratung mitbringt und die für die Lösung geeignet erscheinen.

(3) **Der Patient als Experte.** Die Rolle der Pflegeperson ist nicht die eines Problemlösers, sondern liegt in der Unterstützung des Patienten, eine Problemlösung selbst zu entwickeln.

(4) **Selbstwirksamkeit.** Es geht um die Verstärkung des Bewusstseins beim Patienten, Problemlösungen selbstständig gestalten zu können (vgl. Bamberger 2001, S. 22–25).

Die generelle Indikation für „lösungserarbeitende Beratung" lautet:

A. „Lösungserarbeitende Beratung" ist u.a. unter folgenden Voraussetzungen sinnvoll:
1. wenn ein beratungsrelevantes Problem seitens des Patienten geäußert oder erkannt wird;
2. wenn das Bedürfnis nach Erarbeitung einer alternativen Problemlösung besteht;
3. wenn der Patient in der Lage ist, Problemlösungen zu erarbeiten.

B. „Lösungserarbeitende Beratung" ist u.a. für folgende Zielsetzung bedeutsam:
1. wenn von der Problemsicht des Patienten ausgegangen werden soll;
2. wenn auf Ressourcen und Kompetenzen des Patienten aufgebaut werden soll;
3. wenn dem Patienten geholfen werden soll, seine Ziele zu verfolgen;
4. wenn neue Sichtweisen entstehen und zu Problemlösungsmaßnahmen führen sollen;
5. wenn die Problemlösung als Leistung des Patienten anerkannt werden soll.

- **Beratungsbedarf erheben**

Die beratungsrelevante Problemsituation wird von der Pflegeperson erkannt oder vom Patienten artikuliert. Ausgangslage für das Erkennen einer Problemsituation seitens der Pflegeperson ist im Rahmen der „Erhebung pflegerelevanter Daten" (erster Schritt im Pflegeprozess) am Beginn oder während des Krankenhausaufenthaltes. Die umfangreiche Erhebung biologischer, psychologischer und sozialer Bedürfniskategorien des Patienten erleichtert die Feststellung der beratungsrelevanten Problemsituation. Während des Krankenhausaufenthaltes kann Beratungsbedarf auch aus der Pflegesituation (Selbstpflegedefizite) heraus entstehen.

- **Beratungsproblem beschreiben**

Der Patient präzisiert kurz die als störend empfundene Problemsituation aus seiner Sicht. Die Pflegeperson unterstützt den Patienten, die Problemsituation vom äußeren Geschehen und inneren Bedeutungsaspekt (Gedanken, Gefühle) offen zu legen. Eine weitere Aufgabe ist es, Zusammenhänge und Einflussfaktoren auf die Problemsituation zu klären und innerhalb mehrerer Problemsituationen das Schlüsselproblem herauszuarbeiten. Dabei fallen auch Informationen darüber an, welche Problemlösungsbemühungen der Patient selbst schon unternommen hat, die demnach als Lösungsvariante ausscheiden.

- **Beratungsrelevante Ressourcen erheben**

Zusätzliche Kraftquellen zur Problemsicht werden erfasst. Fragestellungen, wie in der Vergangenheit in ähnlichen Situationen Probleme gelöst werden konnten, sowie Fragestellungen zu Gesundheitsressourcen – wie beispielsweise personale Ressourcen, Verhaltens- und Lebensweisen sowie Lebensbedingungen – stellen die Vertrauensbasis für Patienten in eigene Fähigkeiten und sind gleichsam Motivationsfaktoren für die Lösungserarbeitung.

- **Beratungsziele formulieren**

Die Entwicklung und Formulierung des Zieles wird angestrebt. Ausgehend von der Benennung des Schlüsselproblems und dem Veränderungswunsch wird versucht, den Zielzustand bzw. das Zielverhalten zu beschreiben, das der Patient erreichen möchte. Ziele werden schriftlich von der Pflegeperson gemeinsam mit dem Patienten festgelegt. Ziele beinhalten das zu erreichende Verhalten, die Kriterien zur Bemessung des Verhaltens (z.B. wie viel, wie lange), die Bedingungen, unter denen das Verhalten eintreten soll, und den Zeitrahmen für das Eintreten des geänderten Verhaltens (z.B. kurz-, mittel-, langfristig).

- **Problemlösungsmöglichkeiten erarbeiten**

Die Entwicklung von Maßnahmen zur Zielerreichung wird angestrebt. Sie beschreiben in erster Linie Maßnahmen bzw. Aktivitäten des Patienten und, wenn nötig, ergänzende Maßnahmen seitens der Pflegepersonen. Lösungsmaßnahmen können unterschiedliche Ansätze haben: Präventivmaßnahmen, eingreifende, entgegnende Maßnahmen bei aktuellen Problemen und Strategien, die ein Bewältigen eines bestimmten Zustandes (z.B. veränderte Sichtweisen zur Erkrankung) möglich machen.

- **Problemlösungsplan festlegen**

Die Auswahl realistischer Lösungsmaßnahmen aus mehreren Lösungsalternativen wird angestrebt. Die Entscheidung für oder gegen eine Lösungsmaßnahme trifft der Patient. Die Rolle der Pflegeperson bezieht sich auf das Vorschlagen und Einbringen von Entscheidungskriterien wie beispielsweise Realisierbarkeit und Erfolgsaussichten.

- **Problemlösungsplan umsetzen**

Die Lösungsmaßnahme wird durch den Patienten selbstständig umgesetzt. Die Rolle der Pflegeperson besteht aus positiver Anteilnahme durch begleitende Gespräche, positiven Rückmeldungen zu bereits umgesetzten Teillösungen, aktiver Unterstützung in Form von personeller Hilfe (z.B. Pflegeperson, Angehörige), materieller Hilfe (z.B. Bewegungspläne) und Erinnerungshilfen (z.B. Merkzettel).

- **Problemlösungsplan evaluieren**

Der Erfolg wird hinsichtlich der Zielerreichung beurteilt. Die Evaluation ist zu differenzieren in Bezug auf die Erreichung der Beratungsziele (Zielevaluation) und die Umsetzung des Problemlösungsplanes (Durchführungsevaluation). Bei der Durchführungsevaluation ist nochmals zwischen Patientenevaluation und Pflegepersonenevaluation zu unterscheiden: Bei der Umsetzung des Problemlösungsplanes durch den Patienten werden die Reaktionen (objektiv, subjektiv) und Aussagen beurteilt (Patientenevaluation). Die Pflegeperson beurteilt ihre Begleitung und Unterstützung während der Umsetzung des Problemlösungsplanes (Pflegepersonenevaluation). Für die Zielevaluation ist die Festlegung des Zielrahmens (z.B. kurz-, mittelfristig) entscheidend. Oft ist die Einschätzung des Zeitpunktes nicht möglich, da unterschiedliche Einflussvariablen nicht vorhersehbar sind. Bei längeren Krankenhausaufenthalten sind Zielevaluationen sinnvoll. Evaluation und evaluative Konsequenzen in der Beratung gestalten sich als schwierig, da evaluative Gespräche den Charakter einer Beurteilung bzw. Prüfung von Erfolg und/oder Misserfolg einnehmen. Vielmehr sollten sie der Reflexion des umgesetzten Problemlösungsweges und als Motivationsfaktor dienen.

Lösungserarbeitende Beratung am Beispiel einer Brustkrebserkrankung
Bei operativen Eingriffen an der Brustdrüse wird in Abhängigkeit vom Tumorstadium entweder eine brusterhaltende Tumorentfernung oder eine modifiziert radikale Mastektomie vorgenommen. Letzteres, als „eingeschränkte Radikaloperation" bezeichnetes Operationsverfahren, entspricht der Entfernung der gesamten Brust mit zusätzlicher Teilentfernung axillärer Lymphknoten. Die Operation stellt allerdings nur einen Teil des Therapieplanes dar und wird im Einzelfall durch Strahlen-, Chemo- oder Hormontherapie ergänzt. Bei der postoperativen Behandlung nimmt jedoch die Chemotherapie zentrale Stellung ein.

Zur Situation der Betroffenen
Eine Brustoperation am Beispiel der „modifiziert radikalen Mastektomie" stellt meist ein sehr schweres Trauma für betroffene Frauen dar. Sehr häufig steht durch die Krebserkrankung und nachfolgende Chemotherapie die Lebensbedrohung im Vordergrund. Die Entfernung der Brust hat sehr starke Auswirkungen auf Körperempfindungen. Nicht nur das Gefühl der „Körperverstümmelung", sondern auch Missempfindungen, Taubheits- und Spannungsgefühle, welche durch die Operationsnarbe entstehen, treten auf. Zudem können Lymphstauungen sowie Bewegungseinschränkungen am Arm der operierten Seite auftreten (vgl. Paetz 2000, S. 297). Die nachfolgenden Beratungsschwerpunkte stellen Lösungsvarianten aus der Sicht der Betroffenen entsprechend der Individuallage dar:

Beratungsschwerpunkte für den Beratungstyp „lösungserarbeitende Beratung" am Beispiel von Brustkrebserkrankung
B.   Aus der Sicht der Betroffenen:
1.   **Angehörige.** Für die Zeit während der geplanten ambulanten Chemotherapie nimmt der Ehepartner Karenzurlaub in Anspruch. Der Haushalt wird nach dem Krankenhausaufenthalt zusätzlich von Angehörigen betreut.

2. **Selbstpflege.** Vorübergehende Selbstpflegedefizite (z.B. Körperpflege, Ankleiden), welche aufgrund von Chemotherapie entstehen, werden bis zur vollständigen Rehabilitation durch den Ehepartner unterstützt.
3. **Therapie.** Im Fall zunehmender Lymphstauung wird „Lymphdrainage" (Physiotherapeutin) in Anspruch genommen.
4. **Gespräche.** Zur Überwindung des seelischen und körperlichen Traumas wird professionelle Hilfe (Psychologin) in Form von begleitender Gesprächstherapie beansprucht. Zum Gedankenaustausch mit Betroffenen wird die bestehende Selbsthilfegruppe kontaktiert.
5. **Lebensqualität.** Entspannungstechniken wie autogenes Training, Spaziergänge in der Natur, ausreichend Ruhe und Schlaf werden in den zukünftigen Lebensrhythmus integriert.
6. **Sozialleben.** Die Betroffene verfügt über ein gutes soziales Netzwerk (z.B. Freunde, Bekannte), welches weiterhin Sozialkontakte ermöglicht.
7. **Perspektiven.** Die Betroffene plant die Wiederaufnahme der Berufstätigkeit. Der Arbeitsplatz bleibt gemäß gesetzlicher Bestimmungen erhalten.
8. **Brustrekonstruktion.** Die Betroffene plant nach Abschluss der Wundheilung die Anpassung einer Erstversorgungsprothese (Schaumstoffprothese), die später durch eine Dauerprothese ersetzt werden kann. Die Betroffene kann sich eine wiederaufbauende Operation der Brust vorstellen, wenn die Möglichkeit aus medizinischer Sicht bestehen bleibt.

Komplexe Beratung

Definition

Diese liegt dann vor, wenn die Umsetzung komplexer Maßnahmen seitens des Patienten bzw. der Angehörigen die Integration unterschiedlicher Beratungstypen gleichzeitig erfordert.

Charakterisierung

Der Beratungstyp „komplexe Beratung" ist der Versuch, aufklärende, empfehlende und erfordernisorientierte Beratung im engeren und weiteren Sinn sowie deren Beratungsschwerpunkte in einer umfassenden Problemsituation anzuwenden. Sie findet vorzugsweise mündlich statt und ist aufgrund des individualisierten Ansatzes der Einzelberatung zuzuordnen. Komplexe Beratung als „summiertes Vorgehen" wird wie die bereits genannten Beratungstypen mit dem Pflegeprozess verknüpft. Komplexe Beratung von Patienten kann sich auf Erkrankungen wie beispielsweise Morbus Alzheimer (spezifische Demenzform) und Multiple Sklerose beziehen.

Komplexe Beratung am Beispiel von Patienten mit Schlaganfall

Ein Schlaganfall (zerebraler Insult) ist eine akute Durchblutungsstörung des Gehirns (ischämischer Insult) oder eine Blutung in das Gehirn (hämorrhagischer Insult) mit neurologischen Ausfällen. Die Symptomatik kann sehr schwer wiegend sein und hängt vom Ausmaß und von der Lokalisation des zerebralen Geschehens ab.

Folgende Symptome sind zu erwarten: Halbseitenlähmung (vollständige oder teilweise Lähmung der Muskulatur einer Körperseite); halbseitige Sensibilitätsstörungen wie Taubheitsgefühl; Aphasie (Sprachstörung); Apraxie (Unfähigkeit zu zweckgerichteten Handlungen); akute Verwirrtheit, Bewusstseinstrübung und Harninkontinenz (unwillkürlicher Harnabgang) (vgl. Grunst/Schramm 2003, S. 99–101).

Die Probleme des Betroffenen sind komplex und betreffen den körperlichen, psychischen und sozialen Bereich. Im Folgenden werden Beratungsschwerpunkte angeführt, die sich auf häufig vorkommende Problemsituationen beziehen.

- **Aufseiten des Patienten:** soziale Isolationsängste durch Kommunikationsstörungen; Ängste hinsichtlich sicherer Gestaltung (z.B. Wohnung) häuslicher Umgebung; Umgang mit „Abweisung" der betroffenen Körperhälfte; verändertes Erleben durch gesteigerte emotionale Labilität und depressive Verstimmung; Umgang mit Schwierigkeiten der Nahrungsaufnahme; Umgang mit Einschränkungen allgemeiner Aktivitäten.

- **Aufseiten der Angehörigen:** körperliche und seelische Überforderung durch überbeschützendes Verhalten.

**Beratungsschwerpunkte für den Beratungstyp „komplexe Beratung"
am Beispiel von Patienten mit Schlaganfall**

1. **Kommunikation.** Das zentrale Ziel liegt darin, Bedingungen seitens des Angehörigen für den Betroffenen hinsichtlich einer gelingenden Kommunikation zu schaffen. (1) Kommunikationsübungen und/oder Gespräche nur im ausgeruhten körperlichen Zustand führen, weil Ausdauer und Konzentration zustandsbedingt erwartbar höher sind. (2) Unterhaltung auf ein klar definiertes Thema mit Ja/Nein-Antwortmöglichkeiten lenken, weil Wortfindungsschwierigkeiten Frustrationserleben auslösen. (3) Bei undeutlicher Kommunikation Wort- und Bildkarten einsetzen, weil die Verständigung erleichtert und Motivation erzeugt wird. **(Empfehlende Beratung)**

2. **Sichere Umgebung.** Das zentrale Ziel liegt darin, notwendige Maßnahmen zur Schaffung einer sicheren Umgebung und Vermeidung von Gefahrenquellen zu setzen sowie die Vornahme notwendiger Anpassungen im häuslichen Bereich zu bewirken. (1) Geeignete Hilfsmittel wie beispielsweise Gehstöcke, Rollstühle, Spezialbetten sind zur gezielten Unterstützung der Mobilität einzusetzen. (2) Unnötige Möbelstücke, gefährliche Gegenstände (z.B. scharfe Ecken), lose gelegte Teppiche sowie schlechte Beleuchtung sind Weghindernisse und zur Vermeidung von Stürzen zu entfernen. **(Erfordernisorientierte Beratung im engeren Sinn)**

3. **Negation der betroffenen Körperhälfte.** Das zentrale Ziel liegt darin, Möglichkeiten zur Förderung des Betroffenen zum bewussten und konsequenten Einsatz der betroffenen Körperhälfte vorzugeben. Das Kooperations- und Unterstützungsverhalten des Angehörigen sowie des Betroffenen nimmt dabei eine zentrale Rolle ein. (1) Die betroffenen Extremitäten sollen bewusst in Aktivitäten des täglichen Lebens (z.B. Körperpflege, Nahrungsaufnahme) einbezogen werden, weil eine raschere Integration der betroffenen Seite erfolgt. Die betroffene Körperseite soll durch vermehrte Berührung (Selbst-, Fremdberührung) und/oder Verwendung von parfümierten Lotionen stimuliert werden, weil die Wahrnehmung gefördert wird. (2) Das Bewegen von Gegenständen, die Einnahme von Mahlzeiten, Kommunikation von Angehörigen soll von der betroffenen Körperseite her erfolgen, weil die betroffene Gesichtsfeldseite stimuliert sowie aktiviert wird. **(Erfordernisorientierte Beratung im weiteren Sinn)**

4. **Psychische Veränderungen.** Das zentrale Ziel liegt darin, eine Senkung der Belastung sowie Wissens- und Informationsstand bei Angehörigen und Betroffenen zu erreichen. (1) Es ist für Angehörige wichtig, überbeschützendes Verhalten zu reduzieren, um Abhängigkeiten des Betroffenen zu mindern und ihn in den Selbstpflegekompetenzen zu fördern. (2) Über- sowie Unterforderung durch realistische Zielsetzungen vermeiden, um Motivation sowie Perspektiven zu erhalten. (3) Emotionale Labilität und Depression als häufige Folge von Schlaganfällen anerkennen, um von eigenen Schuldzuweisungen entlastet zu werden. (4) Psychosoziale und funktionelle Veränderungen, die durch die Behinderung auftreten, durch Inanspruchnahme von Hilfseinrichtungen wie beispielsweise Selbsthilfegruppen, ambulante Pflegedienste, Sozialhilfsdienste, z.B. Heimhilfe, Physiotherapie, Ergotherapie, Logopädie, Sozialarbeiter und Psychotherapeuten professionell begleiten, um Ängste sowie Selbstwertprobleme abzubauen. **(Aufklärende Beratung)**

5. **Ernährung.** Das zentrale Ziel liegt darin, die Nahrungsaufnahme für den Betroffenen zu erleichtern und/oder unter Verwendung von Hilfsmitteln selbstständig zu ermöglichen. (1) Essen, wenn möglich, mittels Einsatz von Hilfsmitteln wie beispielsweise Bestecke mit großen Griffen und aufsetzbare Tellerränder, weil so erhalten gebliebene grobmotorische Fähigkeiten genutzt und Selbstständigkeit gefördert werden. (2) Kleine, gut zu kauende Bissen und leicht zu schluckende Speisen bevorzugen, weil dünnflüssige und glatte Speisen Verschlucken und Aspiration fördern. Täglich zwei Liter Flüs-

sigkeit trinken sowie ballaststoffreiche Nahrungsmittel essen, weil Darmträgheit sowie Verstopfung dadurch vermieden werden. **(Empfehlende Beratung)**

6. **Aktivitäten.** Das zentrale Ziel liegt darin, zur Förderung der generellen Aktivität seitens der Angehörigen beizutragen. (1) Gespräche hinsichtlich Freizeitaktivitäten bzw. ggf. Wiederaufnahme der Berufstätigkeit führen, weil Perspektiven für den Genesungsprozess von entscheidender Bedeutung sind. (2) Gemeinsame Aktivitäten sowie Aktivitätsfortschritte des Betroffenen und Verbesserungen loben, weil Motivation zur Steigerung der Schwierigkeitsgrade im Bewegungsumfang gefördert wird. **(Empfehlende Beratung)**

3.3.3.3 Fachdidaktische Hinweise

Der fachtheoretische Lehrinhalt wird in Form von Einlehrervorträgen mit Textinput, aufgabengleicher Kleingruppenarbeit, kollektiver Hausarbeit mit „aufgabenunterschiedlicher" Kleingruppenarbeit sowie im ausbildungsorientierten Rollenspiel vermittelt.

Um Beratungstypen einzeln zu charakterisieren, erfolgt ein **Lehrervortrag mit Textinput.** Die generelle Indikation unterschiedlicher Beratungstypen wird in **„aufgabengleicher Kleingruppenarbeit"** erarbeitet, anschließend präsentiert und die erarbeiteten Inhalte werden vervielfältigt. Im Rahmen **kollektiver Hausarbeit** werden Beratungstypen sowie deren Beratungsschwerpunkte zu selbst gewählten exemplarischen Beratungssituationen (z.B. Patienten mit Demenz, Angehörige in der Betreuung alter Menschen) in **„aufgabenunterschiedlichen" Kleingruppen** (je drei Personen) erarbeitet. M.a.W.: Jede Kleingruppe bearbeitet einen selbst gewählten Beratungstyp. Hilfsmittel (z.B. Lehrbücher, Internetrecherche) zur Erarbeitung der Beratungsschwerpunkte werden selbstständig herangezogen und genützt. Beratungstypen als konkrete Berufsaufgaben werden im Rahmen **„ausbildungsorientierter Rollenspiele"** unter Videomitschnitten eingelöst. Darin führen zwei Personen ein Beratungsgespräch mit Integration der in der Hausarbeit erarbeiteten Beratungsschwerpunkte. Die dritte Person beobachtet. Nach Ablauf des Rollenspiels erfolgt ein Feedback durch die beobachtende Person.

Alle fünf im Rollenspiel praktizierten Beratungstypen werden anhand von Videomitschnitten in der Großgruppe präsentiert. Große Bedeutung kommt im Anschluss den Selbst- und Videofeedbacks sowie Fremdfeedbacks (andere Personen und Lehrperson) zu. Zeitbedarf: 1.000 Minuten, 20 UE.

4 Expertenbefragung

4.1 Zielstellung und Kurzbeschreibung der Untersuchung

Das Ziel der Expertenbefragung bestand darin, eine praxisorientierte Beurteilung der in den Fragebogenblättern angeführten Inhalte des vorgelegten Integrierten Ausbildungscurriculums zu erhalten. Sie diente als Grundlage für eine inhaltliche sowie methodische Adaption desselben.

Umsetzung der Expertenbefragung

Aufbauend auf dem in Verwendung stehenden „Offenen Ausbildungscurriculum für allgemeine Gesundheits- und Krankenpflege" (2003) wurde ein Integriertes Ausbildungscurriculum erstellt. Danach wurden zu den in Modulen (Gesundheit, Kommunikation, Beratung) positionierten Curriculumseinheiten Fragebogenitems bzw. -itemblöcke konzipiert und mit entsprechenden Beantwortungsmöglichkeiten versehen. Diese Fragebogenitems wurden in Form von Fragebogenblättern jeweils am Ende einer Curriculumseinheit (z.B. Beratungstypen) in das Integrierte Ausbildungscurriculum eingefügt. Als nächster Schritt wurde das Integrierte Ausbildungscurriculum mit eingefügten Fragebogenblättern an zwanzig aktive Experten (siehe Stichprobenbeschreibung) ausgegeben. Nach Erhalt der bearbeiteten Befragungsexemplare wurden die geschlossenen Items der Fragebogenblätter EDV-mäßig unter Verwendung des Programms SPSS (Statistical Package for the Social Sciences) quantitativ sowie die offenen Items qualitativ ausgewertet und die Ergebnisse in das „Endprodukt" des Integrierten Ausbildungscurriculums eingearbeitet.

4.2 Erhebungsmethode

Für die vorliegende Untersuchung wurde die Methode der „postalischen Befragung" (Zusendung der Fragebogenblätter durch die Untersucherin sowie Rücksendung durch die befragte Person) und „Abholbefragung" (Sammlung der ausgefüllten Fragebogenblätter von Mitarbeitern durch eine Vertrauensperson und Übergabe derselben an die Untersucherin) gewählt, um geografisch verstreute Personen zu erreichen und den Zeitaufwand möglichst gering zu halten. Aufgrund der beruflich unmittelbaren Nähe zu einem Teil der Vpn wurden Befragungsexemplare auch persönlich von der Untersucherin ausgegeben. Durch die hohe Bedeutung des Untersuchungsgegenstandes für die Vpn und berufliche Bezüge zur Untersucherin (z B. Mitarbeiterin) konnte das Problem der niedrigen Rücklaufquote nahezu aufgehoben werden. Es wurde strikt auf die Nichtbeeinflussung in der direkten Befragungssituation durch die Untersucherin geachtet.

4.3 Konstruktion des Fragebogens

Der Fragebogen untergliedert sich in einen problembezogenen und personenbezogenen Befragungsteil (vgl. Schwendenwein 2003, S. 18).

4.3.1 Problembezogener Teil des Fragebogens

Aufgrund des Umfangs des ausgearbeiteten Integrierten Ausbildungscurriculums erfolgte die Befragung der Vpn durch eingefügte Fragebogenblätter, welche unmittelbar an die jeweiligen Curriculumeinheiten angeschlossen wurden. Damit wurde die unmittelbare Zusammenschau zwischen gelesenen Lehrinhalten und fachdidaktischen Hinweisen sowie Fragebogenbeantwortung gewährleistet und der Beantwortungskomfort für die Vpn erhöht.

4.3.1.1 Evaluation der Lernziele

Die Fragebogenblätter zur Evaluation der Lernziele wurden thematisch in die Itemblöcke (a) fachtheoretischer Lehrinhalt, (b) fachpraktischer Lehrinhalt (nur im Modul II) und (c) fachdidaktische Hinweise zusammengefasst. Zur **Evaluation fachtheoretischer Lehrinhalte** sollten die Vpn die **Wichtigkeit** der als Items formulierten Inhalte festlegen. Die Itemauswahl und -formulierung entsprach den Hauptgliederungspunkten der fachtheoretischen Lehrinhalte. Dazu wurde eine ungeradzahlige, fünfstufige **Relevanzskala** mit den Ausprägungen (1) unverzichtbar, (2) sehr wichtig, (3) wichtig, (4) unwichtig und (5) verzichtbar neben den Items positioniert. Zur Feststellung zusätzlicher Kommentare sowie individueller Äußerungen in Form von Ergänzungs- und Verbesserungsvorschlägen wurde im Anschluss an die Relevanzfragen ein „Oder-Item" mit offener Antwortmöglichkeit gesetzt (vgl. Schwendenwein 2003, S. 33).

Die **Evaluation fachpraktischer Lehrinhalte** (ausschließlich Modul „Kommunikation") erfolgte durch Beurteilung der einzelnen Untergliederungspunkte durch die Vpn mittels ungeradzahliger, fünfstufiger **Evaluationsskala** mit den Ausprägungen (1) ausgezeichnet, (2) sehr gut (3) akzeptabel, (4) schlecht und (5) unzumutbar. Zusätzlich wurde wieder ein Oder-Item mit offener Antwortmöglichkeit hinzugefügt.

Die **Evaluation fachdidaktischer Hinweise** erfolgte mittels dreistufiger **Evaluationsskala** mit den Ausprägungen (1) gut, (2) verbesserungswürdig und (3) schlecht. Weiters wurde den Vpn durch ein Oder-Item eine freie Anmerkung bzw. Stellungnahme ermöglicht.

4.3.2 Personenbezogener Teil des Fragebogens

Für die Auswertung vor allem der offenen Oder-Items des problembezogenen Fragebogenteils war die Erhebung unabhängiger Variablen zur Klassifizierung der Vpn erforderlich. Da die „unbedingte Begründungspflicht" für jedes im personenbezogenen Befragungsteil aufscheinende Item im Vordergrund stand, wurden nur Items zu unabhängigen Variablen wie Ausbildung/Erstqualifikation, Lehrerqualifikation, Lehrtätigkeit und -funktion, Unterrichtsfächer sowie beratungsrelevante Lehrinhalte und Berufserfahrung in den Fragebogen aufgenommen.

Die Variable **Ausbildung (Erstqualifikation)** diente zur Klassifizierung der Vp, in welchem spezifisch pflegebezogenen Qualifikationsbereich (z.B. allgemeine Gesundheits- und Krankenpflege, Kinder- und Jugendlichenpflege) bzw. sonstigem Bereich eine Erstqualifikation erworben wurde. Die Möglichkeit der Klassifizierung von Pflegepersonen sowie sonstigen Personen ergibt sich durch diese Variable. Die Variable **Qualifikation für Lehraufgaben** lässt einschätzen, welche Qualifikationsvariante in Bezug auf pflegespezifische Lehraufgaben die Vp aufweist. Auch hier ergibt sich die Möglichkeit zur Klassifizierung der Vp in Lehrpersonen und sonstige Personen ohne pflegespezifische Qualifikation. Die Variable **Funktion** diente zur Einschätzung der Art der Beschäftigung bzw. Lehraufgaben. Die Variable **beratungsrelevante Lehrinhalte** lässt einschätzen, ob Lehr- sowie didaktisch-methodische Vermittlungserfahrungen zu beratungsrelevanten Lehrinhalten vorliegen, und führt jene Unterrichtsfächer an, die einen unmittelbaren curricularen Zusammenhang zu Beratung, insbesondere Gesundheitsberatung in der

Pflege aufweisen. Die Variable **Berufserfahrung** lässt die Dauer der Lehrtätigkeit einschätzen.

4.3.3 Fragebogenvorspann

Zusätzlich zur Bekanntgabe des Befragungszieles und der Hervorhebung des Nutzens für die Vpn enthält der Fragebogenvorspann folgende Elemente: Name und Adresse des Absenders, Thema der Befragung, Beratungszweck, Zusammenhang von Thema, Verwertungsziel und Interesse des Befragten, Zusicherung der Anonymität, Transparenz sowie Zurverfügungstellung der Befragungsergebnisse auf Anfrage, Hinweise zur Fragebogenbearbeitung und Korrekturmodus, Rücksendetermin und Anreize zur Rücksendung (frankiertes Kuvert). Zusätzlich wurde versucht, die Motivation der Vpn durch direktes namentliches Anschreiben jeder einzelnen Person zu erhöhen. Der Rücklauf wurde durch frankierte Rücksendekuverts bzw. direkte Abholung gewährleistet (vgl. Schwendenwein 2003, S. 18/20 u. 39).

4.4 Auswahl der Versuchspersonen (Experten)

Die befragten Personen sind zum einen aktiv im Rahmen der allg. Gesundheits- und Krankenpflegeausbildung als Lehrpersonen für Gesundheits- und Krankenpflege tätig, zum anderen Personen nach Absolvierung des Diplomstudiengangs „Pädagogik" und teilweise als bildungseinrichtungsexterne Experten mit Lehraufgaben betraut. Bezüglich pflegebezogener Lehrpersonenqualifikation sind die Vpn sehr inhomogen. Sie weisen Qualifizierungsvarianten für Lehraufgaben wie beispielsweise zweisemestrige Weiterbildungsgänge (Sonderausbildung), viersemestrige Universitätslehrgänge und/oder Diplomstudiengänge (Pädagogik) auf. Der unmittelbare berufliche Kontakt fast aller Vpn mit dem Thema „Beratung, insbesondere Gesundheitsberatung in der Pflege" ist gegeben und garantiert eine bestmögliche Beurteilung der Verständlichkeit sowie Akzeptanz des Integrierten Ausbildungscurriculums aus der Sicht der Betroffenen.

4.5 Durchführung der Untersuchung

4.5.1 Pretest

Es bestand seitens der Verfasserin die Annahme, dass sowohl Integriertes Ausbildungscurriculum wie auch Fragebogenblätter keinerlei begriffliche Missverständnisse oder Orientierungsprobleme hervorrufen. Beides wurde inhaltlich und methodisch an die Vpn (Expertengruppe) der Untersuchung angepasst. Auf die Durchführung eines Pretests wurde daher verzichtet.

4.5.2 Durchführung der Untersuchung

Das Integrierte Ausbildungscurriculum samt beigefügten Fragebogenblättern wurde an insgesamt 20 Personen ausgegeben. Die Durchführung der Untersuchung erstreckte sich von Ende Juni bis Ende Juli 2005. Nach Durchsicht der fristgerecht retournierten 19 Befragungsexemplare (95 % Rücklaufquote) musste ein Exemplar bei zwei Items (Lernziel: Salutogenese, Gesprächstechniken) als unvollständig gewertet werden. Es wurden alle 19 Befragungsexemplare für die qualitative Auswertung herangezogen. In der quantitativen Auswertung wird der Gesamtstichprobenumfang von N=18 bzw. N=19 ausgewiesen.

4.5.3 Auswertung der Daten

Die Antworten zu den offenen Oder-Items wurden von der Verfasserin qualitativ ausgewertet, wobei der Algorithmus (a) Stellungnahme der Vp(n), (b) Entgegnung der Verfasserin und (c) Änderung(en) der Verfasserin angewendet wurde.

Die Auswertung der geschlossenen Items erfolgte EDV-mäßig unter Verwendung des Programms SPSS. Mithilfe **deskriptiver Statistik** wurden intervallskalierte Daten zu informativen Größen bzw. statistischen Maßzahlen zusammengefasst. Die am häufigsten gebrauchten deskriptiven Maßzahlen sind „Maßzahlen der mittleren Lage" („central tendency") und „Maßzahlen der Streuung" („variability"). Zu den „Maßzahlen der mittleren Lage" gehören Mittelwert („mean"), Median („median") und Modus („mode"). Im Unterschied zum Median wird der Mittelwert stark von Extremwerten beeinflusst (z. B. kleine Stichprobe). Die Streuung kann durch die Varianz („variance"), die Varianzbreite („range"), Standardabweichung („standard deviation") und Quartilabstand („interquartile range") gemessen werden. Weil die Standardabweichung die gleiche Einheit wie die Daten hat, wird sie als Streuungsmaß bevorzugt.

Häufigkeitsverteilungen beschreiben die Verteilung der Daten in absoluten Zahlen oder Prozentangaben. Im Rahmen der vorliegenden Auswertung wurden Häufigkeitsverteilungen in Prozent (zeilenprozentnormiert), Mittelwerte (X) und Standardabweichungen (s) errechnet. Aufgrund des geringen Stichprobenumfangs sowie fehlender Normalverteilungsvoraussetzung (Gaußverteilung) müsste als „Maß der mittleren Lage" der Median sowie als Streuungsmaß ein „mittlerer Quartilabstand" errechnet werden. Zur leichteren Lesbarkeit wurden jedoch Mittelwerte und Standardabweichungen ausgewiesen.

Unterschiede bzw. Zusammenhänge zwischen verschiedenen Gruppen und deren Zufälligkeit wurden durch Berechnung der Signifikanz (Bedeutsamkeit) dargestellt. M. a. W.: Signifikant zum 5-%-Niveau bedeutet, dass ein Unterschied oder Zusammenhang mit mindestens 95 % Wahrscheinlichkeit nicht zufällig ist. Die Signifikanz von Zusammenhängen bzw. Unterschieden wurde mit „p" angegeben (p < 0,05). Mithilfe **inferenzstatistischer Verfahren** wurden Mittelwertsvergleiche durch parametrische Tests (t-Test, F-Test) errechnet. M. a. W.: Ob die beiden Expertengruppen signifikant unterschiedlich auf die Items reagieren, wurde näherungsweise durch t-Tests (für homogene und heterogene Stpn) errechnet, da keine der beiden Stpn kleiner als fünf war.

Im Vordergrund der statistischen Auswertung stand die Erhebung der „Wichtigkeit" zum fachtheoretischen Lehrinhalt und Beurteilung des fachpraktischen Lehrinhalts sowie fachdidaktischer Hinweise. M. a. W.: Es sollte erhoben werden, ob das vorliegende Integrierte Ausbildungscurriculum hinsichtlich inhaltlicher und methodischer Brauchbarkeit den Vorstellungen der Vpn entspricht. Als Kriterium für Brauchbarkeit sowie Akzeptanz des Integrierten Ausbildungscurriculums wurde entsprechend der Mastery-Learning-Idee (vgl. Schwendenwein 2003, S. 379) eine positive Beurteilung von mindestens 85 % der Experten zur Elaboration der einzelnen Lernziele festgelegt. Für die Erreichung des positiven Beurteilungsgrades wurden die ersten zwei Relevanzstufen (unverzichtbar, sehr wichtig) der fünfstufigen Relevanzskala herangezogen.

4.5.4 Beschreibung der Stichprobe

Tab. 9: Merkmalsverteilung der Gesamtstichprobe (N=19)

	in %
A. Ausbildung (Erstqualifikation)	
01 Allgemeine Gesundheits- und Krankenpflege (AGuK)	68,4
02 AGuK und Kinder-/Jugendlichenpflege	21,1
03 AGuK und Psychiatrische Gesundheits- und Krankenpflege	5,3
04 AGuK und Sonstiges (Diplomstudium Pädagogik)	21,1
05 nur Sonstiges (Diplomstudium Pädagogik)	15,8
B. Lehrerqualifikation	
01 Sonderausbildungskurs für Lehraufgaben in der Pflege (SAB)	31,6
02 Universitätslehrgang für Lehraufgaben in der Pflege (ULG)	47,4
03 SAB und Sonstiges (Diplomstudium Pädagogik)	15,8
04 ULG und Sonstiges (Diplomstudium Pädagogik)	5,3
05 nur Sonstiges (Diplomstudium Pädagogik)	15,8
C. Tätigkeit in Funktionsbereichen	
01 LehrerIn für GuK	84,2
02 DirektorIn einer Gesundheits- und Krankenpflegeschule	0,0
03 DirektorIn und LehrerIn für GuK	5,3
04 LGuK und Sonstiges (freiberuflich)	21,1
D. Unterricht beratungsrelevanter Unterrichtsfächer	
01 Gesundheits- und Krankenpflege	68,4
02 Gesundheitserziehung und -förderung	21,1
03 Kommunikation	15,8
04 schulautonomer Schwerpunkt	21,1
E. Dauer der Berufserfahrung in Jahren	
0–4 Jahre	26,4
9–12 Jahre	42,1
13–25 Jahre	31,5

Aus dem Gesamtstichprobenumfang (N=19) können anhand von
Erstqualifikations- bzw. spezifischen Lehrerqualifikationskriterien zwei
Teilstichprobenumfänge (Expertenstichproben) abgeleitet werden.
M.a.W.: Es sind zwei unterschiedlich qualifizierte Expertengruppen erkennbar. Expertengruppe 1 (n1=12) bezieht sich auf 63,2 % der Personen,
welche ausschließlich eine pflegebezogene Erst- sowie Lehrerqualifikation aufweisen. Expertengruppe 2 (n2=7) umfasst 36,8 % der Personen,
welche einen Abschluss für das Diplomstudium Pädagogik aufweisen.
Die zwei unterschiedlichen Expertengruppen werden in der itembezogenen Wichtigkeitsbeurteilung fachtheoretischer/fachpraktischer Lehrinhalte sowie fachdidaktischer Hinweise miteinander verglichen.

5 Darstellung der Untersuchungsergebnisse

5.1 Qualitative Auswertung der Hauptuntersuchung

5.1.1 Auswertung der Items zum Lernziel „Gesundheitsverständnis"

5.1.1.1 Item A06 (fachtheoretischer Lehrinhalt)

Stellungnahme von Vp 1: Zur Überprüfung des eigenen „Gesundheitsverständnisses" ist zusätzlich die Einschätzung eigener „Gesundheitsrisiken und -ressourcen" erforderlich und deshalb im Lernziel zu ergänzen.
Entgegnung der Verfasserin: keine.
Änderung(en) der Verfasserin: Einfügen entsprechender Anmerkung im Lernziel.

Stellungnahme von Vp 2: Die Wichtigkeitszuschreibung zum Lernziel „... das eigene Gesundheitsverständnis ... überprüfen" sollte von „ergänzend" (ER) auf „existentiell" (EX) korrigiert werden.
Entgegnung der Verfasserin: keine.
Änderung(en) der Verfasserin: Korrektur der Lernziel-Wichtigkeitszuschreibung.

Stellungnahme von Vp 5: Es fehlt die Vermittlung des gegenwärtigen Gesundheitsverständnisses.
Entgegnung der Verfasserin: Der Wandel des Gesundheitsverständnisses im Laufe der Geschichte sowie Einflüsse auf das gegenwärtige Gesundheitsverständnis sind in den Kernaussagen beschrieben.
Änderung(en) der Verfasserin: keine.

Stellungnahme von Vp 10, 18: Es ist die Reihung der angeführten unterschiedlichen Sichtweisen im Gesundheitsverständnis zu ändern. An erster Stelle sollte das subjektive Gesundheitsverständnis gereiht werden, um gleich zu Beginn auch einen persönlichen Bezug zur Thematik herstellen zu können.

Entgegnung der Verfasserin: Der persönliche Bezug der (künftigen) Pflegeperson ist durch die Frage, welche Sichtweise den stärksten Einfluss auf das eigene Gesundheitsverständnis nimmt, gewährleistet. Im Zentrum steht, das eigene Gesundheitsverständnis verknüpft mit Lehrinhalten (z. B. Gesundheitsrisiken/-ressourcen) zu reflektieren.

Änderung(en) der Verfasserin: Umreihung des subjektiven Gesundheitsverständnisses an erste Stelle.

Stellungnahme von Vp 11: Es sollte vielfältigen pflegewissenschaftlichen Positionierungen im Gesundheitsverständnis Priorität zulasten sonstiger wissenschaftlicher Positionierungen (z. B. Psychologie) zukommen.

Entgegnung der Verfasserin: (Künftige) Pflegepersonen müssen sich nicht nur über das eigene Gesundheitsverständnis im Klaren sein, sondern auch Klarheit darüber haben, inwieweit sich dieses Verständnis von anderen Berufsgruppen unterscheidet. Vielfältiges Gesundheitshandeln spiegelt das unterschiedliche Gesundheitsverständnis im Rahmen eines inhomogenen realen Berufsfeldes wider.

Änderung(en) der Verfasserin: keine.

5.1.1.2 Item B02 (fachdidaktische Hinweise)

Stellungnahme von Vp 1: Es fehlen „Gesundheitsressourcen und -risiken" als konkrete Fragestellung in der abschließenden Einzelarbeit.

Entgegnung der Verfasserin: keine.

Änderung(en) der Verfasserin: Einfügen entsprechender Fragestellung.

Stellungnahme von Vp 4: Es fehlen Angaben zum Zeitbedarf.

Entgegnung der Verfasserin: Zeitangaben sind in der Evaluation generell unberücksichtigt. Sie werden erst nach Einarbeitung der Untersuchungsergebnisse in das Endprodukt des Integrierten Ausbildungscurriculums ergänzt.

Änderung(en) der Verfasserin: Einfügen der entsprechenden Zeitangaben.

5.1.2 Auswertung der Items zum Lernziel „Salutogenese"

5.1.2.1 Item C03 (fachtheoretischer Lehrinhalt)

Stellungnahme von Vp 1: Es sind zusätzlich zum Konzept der Salutogenese weitere Gesundheitskonzepte (z.B. Modell nach Becker, Hurrelmann, Hancock) zu vermitteln.

Entgegnung der Verfasserin: Wie das Konzept der Salutogenese stellen auch die genannten weiteren Konzepte „Interdependenzen" von Ressourcen und Risiken (externen und internen Anforderungen) in das Zentrum ihrer Modellvorstellungen von Gesundheit. Das Konzept der Salutogenese ist demnach exemplarisch für die Erarbeitung von Entstehungs- und Gestaltungsbedingungen für Gesundheit zur Auswahl gekommen.

Änderung(en) der Verfasserin: keine.

5.1.2.2 Item D02 (fachdidaktische Hinweise)

Stellungnahme von Vp 1: Es fehlt der Hinweis auf weiterführende Literatur zum „Konzept der Salutogenese" zur vertiefenden Auseinandersetzung.

Entgegnung der Verfasserin: keine.

Änderung(en) der Verfasserin: Einfügen von Literaturempfehlungen.

Stellungnahme von Vp 10: Das „Konzept der Salutogenese" sollte durch Einsatz „analyseorientierter Fallarbeit" mit konkreten Bearbeitungsvorgaben (z.B. Bezugnahme auf zentrale Konstrukte) erarbeitet werden.

Entgegnung der Verfasserin: Im Vordergrund steht der taxonomisch höhere Anspruch des Entwickelns und Ableitens von Konsequenzen für Beratung in der Pflege – und nicht die Analyse des Konzeptes.

Änderung(en) der Verfasserin: keine.

Stellungnahme der Vp 13: Es fehlt eine abschließende Einzelarbeit, Implikationen für das eigene Gesundheitsverhalten abzuleiten sowie Selbstreflexion zu gewährleisten.

Entgegnung der Verfasserin: keine.

Änderung(en) der Verfasserin: Einfügen der abschließenden Einzelarbeit mit entsprechender Fragestellung.

5.1.3 Auswertung der Items zum Lernziel „Krankheitsprävention"

5.1.3.1 Item E04 (fachtheoretischer Lehrinhalt)

Stellungnahme von Vp 11: Es fehlt die klare Abgrenzung zwischen Krankheitsprävention und Gesundheitsförderung.

Entgegnung der Verfasserin: Die terminologische Abgrenzung ist aus interventionstheoretischer Sicht aus den Lehrinhalten ableitbar, jedoch nicht explizit hervorgehoben.

Änderungen der Verfasserin: Einfügen entsprechender Abgrenzungskriterien und Ergänzung der Lernzielformulierung.

5.1.3.2 Item F02 (fachdidaktische Hinweise)

Es wurden keine Stellungnahmen von Vpn eingebracht.

5.1.4 Auswertung der Items zum Lernziel „Gesundheitsförderung"

5.1.4.1 Item G04 (fachtheoretischer Lehrinhalt)

Stellungsnahme von Vp 1: Es fehlen im Überblick „Ansätze der Gesundheitsförderung" als Gesamtdarstellung gesundheitsfördernder Strategien.

Entgegnung der Verfasserin: keine.

Änderungen der Verfasserin: Einfügen entsprechender Lehrinhalte und Ergänzung im Lernziel.

Stellungnahme von Vp 4, 11: Es sind nationale gesundheitsfördernde Projekte und nicht nur Angaben zu Wiener Projekten zu vermitteln.

Entgegnung der Verfasserin: Die genannten Projekte zu unterschiedlichen Settings (z.B. Arbeitsplatz, Schule) stehen exemplarisch für nationale sowie europäische Initiativen.

Änderung(en) der Verfasserin: keine.

Stellungnahme von Vp 11: Es fehlen programmatische Rahmenbedingungen der WHO (z.B. Handlungsstrategien und Aktionsfelder, gemäß Ottawa-Charta 1986)

Entgegnung der Verfasserin: Die in den Kernelementen angeführten Lehrinhalte umschreiben die von der WHO formulierten programmatischen Rahmenbedingungen.

Änderung(en) der Verfasserin: keine.

Stellungnahme von Vp 11: Es fehlen nationale gesetzliche (ASVG, GUKG etc.) sowie politische Rahmenbedingungen von Gesundheitsförderung.

Entgegnung der Verfasserin: Da Beratung, insbesondere Gesundheitsberatung in der Pflege eine gesundheitsfördernde Strategie darstellt, sind gesetzliche sowie programmatische Rahmenbedingungen im Lernziel „Beratungsrahmen" angeführt (s. 4.3.1.2.1).

Änderung(en) der Verfasserin: keine.

5.1.4.2 Item H02 (fachdidaktische Hinweise)

Stellungnahme von Vp 1, 4: Es sind externe Experten zu einzelnen Projektpräsentationen einzuplanen.

Entgegnung der Verfasserin: keine.

Änderung(en) der Verfasserin: Einfügen von expertenheterogenem Teamteaching mit Selbstzuordnung zu einem anwesenden Experten je nach Interesse.

Stellungnahme von Vp 1: Es sind „Ansätze der Gesundheitsförderung" durch Textinput zu vermitteln.

Entgegnung der Verfasserin: keine.

Änderung(en) der Verfasserin: Einfügen entsprechender Lehrinhalte.

Stellungnahme von Vp10: Es fehlt die Sicherung der Arbeitsergebnisse im Rahmen der Erarbeitung von „Implikationen für Beratung in der Pflege". Einzelarbeit sollte durch eine andere Vermittlungsform ersetzt werden.

Entgegnung der Verfasserin: keine.

Änderung(en) der Verfasserin: Einfügen entsprechender Anmerkung und Korrektur der Verarbeitungsvariante.

5.1.5 Auswertung der Items zum Lernziel „(Non)verbale Kommunikation"

5.1.5.1 Item I05 (fachtheoretischer Lehrinhalt)

Stellungnahme der Vp 13: Metakommunikation ist im therapeutischen Gespräch eine wichtige Komponente, wirkt jedoch in der Beratung eher manipulativ.

Entgegnung der Verfasserin: Keine Art der Gesprächsführung ist in der Lage, kommunikative Störungen auszuschließen. Demnach finden diese auch in Beratungsgesprächen statt.

Änderung(en) der Verfasserin: keine.

Stellungnahme der Vp 16: Es fehlen Inhalte hinsichtlich „Herstellung einer positiven Gesprächssituation" sowie „Gesprächshaltung nach Rogers".

Entgegnung der Verfasserin: Die angeführten Inhaltsempfehlungen sind unter „Rahmenbedingungen von Beratung" sowie „beratungsrelevanten Gesprächstechniken" angeführt.

Änderung(en) der Verfasserin: keine.

5.1.5.2 Item J02 (fachpraktischer Lehrinhalt)

Es wurden keine Stellungnahmen von Vpn eingebracht.

5.1.5.3 Item K02 (fachdidaktische Hinweise)

Stellungnahme der Vp 11: Es sollten alternativ zu den Trainingselementen (Rollenspiel) vorbereitete Videosequenzen Einsatz finden.

Entgegnung der Verfasserin: Im Vordergrund steht, dass Pflegepersonen mögliche Auswege aus Kommunikationsstörungen auch selbst praktizieren und nicht nur identifizieren können.

Änderung(en) der Verfasserin: keine.

5.1.6 Auswertung der Items zum Lernziel „Gesprächstechniken"

5.1.6.1 Item L03 (fachtheoretischer Lehrinhalt)

Stellungnahme von Vp 2: Es ist unter „Empathie" darauf hinzuweisen, dass „den eigenen Standpunkt vorübergehend aufzugeben und den des anderen einzunehmen" trotzdem eine Grenzziehung zwischen „Ich" und „Du" bedeuten muss.

Entgegnung der Verfasserin: Ohne die Fähigkeit, den Standpunkt des anderen vorübergehend einzunehmen, ist es nicht möglich, die Welt des anderen aus dessen Sicht wahrzunehmen (vgl. Mutzeck 2002, S. 98). Für Tausch/Tausch (1990, S. 36) bedeutet dies ein „Zurückstellen des Selbst", indem eigene Wertvorstellungen und Sichtweisen beiseite gelegt werden müssen. Die angeführten Lehrinhalte entsprechen den genannten Standpunkten.

Änderung(en) der Verfasserin: keine.

5.1.6.2 Item M02 (fachpraktischer Lehrinhalt)

Es wurden keine Stellungnahmen von den Vpn eingebracht.

5.1.6.3 Item N02 (fachdidaktische Hinweise)

Stellungnahme der Vp 4, 11: Es sollten Videoaufzeichnungen von geführten Beratungsgesprächen zur Analyse „beratungsrelevanter Gesprächstechniken" eingesetzt werden.

Entgegnung der Verfasserin: Unter „Hauptfehlern und Interventionen" wird hingewiesen, alternativ zum Rollenspiel Videoaufnahmen einzusetzen. Derartiges Videomaterial kann bei Zustimmung der Rollenspielteilnehmer für nachfolgende Weiterbildungs-/Qualifikationsgänge verwendet werden, da derzeit kein geeignetes Videomaterial vorliegt.

Änderung(en) der Verfasserin: keine.

Stellungnahme von Vp 11: Es ist systematisches Feedback von der Lehrperson zu den einzelnen Trainingselementen einzuplanen.

Entgegnung der Verfasserin: Die angeführten Trainingseinheiten beinhalten durch entsprechende Fragestellungen eine strukturierte Beobachtungs- sowie Feedbackphase. Alle Rollenspiele werden demnach durch

Selbst- und/oder Fremdfeedback evaluiert. Die Lehrperson erteilt ggf. zusätzlich mit anderen Lehrgangsteilnehmern Fremdfeedback.

Änderung(en) der Verfasserin: Einfügen der entsprechenden Anmerkung.

Stellungnahme von Vp 10: Die Lernorte sind nach Wahl durch die Gruppe festzulegen, um den Rollendruck zu vermindern.

Entgegnung der Verfasserin: Die Lernorte sind grundsätzlich nach Wahl festlegbar und müssen örtlich für die Lehrperson erreichbar sein.

Änderung(en) der Verfasserin: keine.

5.1.7 Auswertung der Items zum Lernziel „Beratungsrahmen"

Stellungnahme der Vp 11: Es sollte „pflegebezogenen Beratungsbegriffen" Priorität zulasten sonstiger Beratungsbegriffe (z.B. Sozialarbeit) zukommen. Demnach sollten Experten aus der Pflegepraxis (z.B. Diabetesberater, Stomaberatung) miteinbezogen werden.

Entgegnung der Verfasserin: Im Zentrum steht das unterschiedliche Beratungsverständnis sowie -handeln im Rahmen eines inhomogenen Berufsfeldes. Pflegepersonen sollen Klarheit haben, inwieweit sich ihr Beratungshandeln von anderen Berufsgruppen unterscheidet.

Änderung(en) der Verfasserin: keine.

5.1.7.1 Item O04 (fachtheoretischer Lehrinhalt)

Es wurden keine Stellungnahmen von den Vpn eingebracht.

5.1.7.2 Item P02 (fachdidaktische Hinweise)

Es wurden keine Stellungnahmen von den Vpn eingebracht.

5.1.8 Auswertung der Items zum Lernziel „Beratungssituation"

5.1.8.1 Item Q04 (fachtheoretischer Lehrinhalt)

Es wurden keine Stellungnahmen von den Vpn eingebracht.

5.1.8.2 Item R02 (fachdidaktische Hinweise)

Es wurden keine Stellungnahmen von den Vpn eingebracht.

5.1.9 Auswertung der Items zum Lernziel „Beratungstypen"

5.1.9.1 Item S06 (fachtheoretischer Lehrinhalt)

Es wurden keine Stellungnahmen von den Vpn eingebracht.

5.1.9.2 Item T02 (fachdidaktische Hinweise)

Stellungnahme der Vp 1: Die generelle Indikation der „Beratungstypen"
kann in aufgabengleicher Kleingruppenarbeit mit anschließender Verarbeitungsvariante (Diskussion) erarbeitet werden.
Entgegnung der Verfasserin: keine.
Änderung(en) der Verfasserin: Einfügen der entsprechenden Vermittlungselemente und Korrektur.

5.1.9.3 Item U06 (Beratungsbeispiele)

Es wurden keine Stellungnahmen von den Vpn eingebracht.

5.2 Quantitative Auswertung

5.2.1 Auswertung der Items zum Lernziel „Gesundheitsverständnis"

Die Auswertung der Wichtigkeitsbeurteilung durch die Experten ergab
für die Lehrinhalte A02–A05 unter Berücksichtigung der ersten beiden
Relevanzstufen („unverzichtbar" und „sehr wichtig") einen positiven Beurteilungsgrad von mehr als 85 %. Lediglich Lehrinhalt A01 verfehlt
knapp das Beurteilungskriterium. Mögliche Gründe könnten in der Zuordnung einer geringen Einflussnahme des Lehrinhaltes auf die Entwicklung eines eigenen Gesundheitsverständnisses der (künftigen) Pflegeperson im Kontext eigener Gesundheitsressourcen und -risiken liegen sowie
in der deplazierten Reihung am Beginn der Vermittlung von Gesundheitswissen. Die Umreihung des Lehrinhaltes ist als evaluative Konsequenz im Rahmen der qualitativen Auswertung erfolgt. Neun Zehntel

bewerten die für die Vermittlung der Lehrinhalte angeführten fachdidaktischen Hinweise als „gut" (=1) (s. Tab. 10).

Tab. 10: Zeilenprozentnormierte Linearverteilungen der Wichtigkeitsbeurteilung fachtheoretischer Lehrinhalte und Bewertung fachdidaktischer Hinweise zum Thema „Gesundheitsverständnis"

	unver-zichtbar	sehr wichtig	wichtig	N
A01 Gesundheitsverständnis im historischen Kontext	31,6%	36,8%	31,6%	19
A02 Gesundheitsverständnis wissenschaftlicher Disziplinen	63,2%	31,6%	5,3%	19
A03 Gesundheitsverständnis von Laien (subjektives Gesundheitsverständnis)	73,7%	21,1%	5,3%	19
A04 Gesundheitsressourcen als Einflussfaktoren auf Gesundheit	84,2%	10,5%	5,3%	19
A05 Gesundheitsrisiken als Einflussfaktoren auf Gesundheit	78,9%	21,1%	0,0%	19
B01 Fachdidaktische Hinweise	89,5% („gut")			19

5.2.2 Auswertung der Items zum Lernziel „Salutogenese"

Die Auswertung der Wichtigkeitsbeurteilung durch die Experten ergab für alle Lehrinhalte einen positiven Beurteilungsgrad von mehr als 85 %. Mehr als neun Zehntel bewerten die für die Vermittlung der Lehrinhalte angeführten fachdidaktischen Hinweise als „gut" (s. Tab. 11).

Tab. 11: Zeilenprozentnormierte Linearverteilungen der Wichtigkeitsbeurteilung fachtheoretischer Lehrinhalte und Bewertung fachdidaktischer Hinweise zum Thema „Salutogenese"

	unver-zichtbar	sehr wichtig	wichtig	N
C01 Zentrale Konstrukte der Salutogenese	55,6%	38,9%	5,6%	18
C02 Resultierende Implikationen für Beratung, insbesondere Gesundheits-beratung in der Pflege	50,0%	50,0%	0,0%	18
D01 Fachdidaktische Hinweise	94,7% („gut")			19

5.2.3 Auswertung der Items zum Lernziel „Krankheitsprävention"

Die Auswertung der Wichtigkeitsbeurteilung durch die Experten ergab für alle Lehrinhalte einen positiven Beurteilungsgrad von mehr als 85 %. Jeder Experte bewertet die für die Vermittlung der Lehrinhalte angeführten fachdidaktischen Hinweise als „gut" (s. Tab. 12).

Tab. 12: Zeilenprozentnormierte Linearverteilungen der Wichtigkeitsbeurteilung fachtheoretischer Lehrinhalte und Bewertung fachdidaktischer Hinweise zum Thema „Krankheitsprävention"

	unver-zichtbar	sehr wichtig	unwich-tig	N
E01 Klassifikation von Präventionsmaßnahmen	52,6 %	42,1 %	5,3 %	19
E02 Ansätze präventiver Maßnahmen	52,6 %	42,1 %	5,3 %	19
E03 Resultierende Implikationen für Beratung, insbesondere Gesundheits-beratung in der Pflege	63,2 %	31,6 %	5,3 %	19
F01 Fachdidaktische Hinweise	100 % („gut")			19

5.2.4 Auswertung der Items zum Lernziel „Gesundheitsförderung"

Die Auswertung der Wichtigkeitsbeurteilung durch die Experten ergab für Lehrinhalte G01 sowie G03 einen positiven Beurteilungsgrad von mehr als 85 %. Lehrinhalt G02 verfehlt knapp das positive Beurteilungskriterium. Mögliche Gründe könnten in der einseitigen Fokussierung auf Wiener Gesundheitsprojekte und der Nichtberücksichtigung sonstiger nationaler sowie internationaler Gesundheitsprojekte liegen. Mehr als neun Zehntel bewerten die für die Vermittlung der Lehrinhalte angeführten fachdidaktischen Hinweise als „gut (s. Tab. 13).

Tab. 13: Zeilenprozentnormierte Linearverteilungen der Wichtigkeitsbeurteilung
fachtheoretischer Lehrinhalte und Bewertung fachdidaktischer Hinweise
zum Thema „Gesundheitsförderung"

	unver-zichtbar	sehr wichtig	wichtig	N
G01 Kernelemente der Gesundheitsförderung	73,7%	21,1%	5,3%	19
G02 Konkrete Gesundheitsförderungs-projekte	36,8%	42,1%	21,1%	19
G03 Resultierende Implikationen für Beratung, insbesondere Gesundheits-beratung in der Pflege	63,2%	31,6%	5,3%	19
H01 Fachdidaktische Hinweise	94,7% („gut")			19

5.2.5 Auswertung der Items zum Lernziel „(Non)verbale Kommunikation"

Die Auswertung der Wichtigkeitsbeurteilung durch die Experten ergab
für alle fachtheoretischen sowie fachpraktischen Lehrinhalte einen positiven Beurteilungsgrad von mehr als 85 %.

Tab. 14: Zeilenprozentnormierte Linearverteilungen der Wichtigkeitsbeurteilung
fachtheoretischer Lehrinhalte und Bewertung fachdidaktischer Hinweise
zum Thema „Verbale und nonverbale Kommunikation"

	unver-zicht-bar	sehr wich-tig	wich-tig	un-wich-tig	ver-zicht-bar	N
I01 Grundvorgang verbaler und nonverbaler Kommunikation	78,9%	15,8%	0,0%	0,0%	5,3%	19
I02 Grundeigenschaften (Axio-me) der Kommunikation	63,2%	26,3%	5,3%	0,0%	5,3%	19
I03 Kommunikationsstörungen anhand von Beispielen	68,4%	26,3%	0,0%	0,0%	5,3%	19
I04 Metakommunikation als alter-native Kommunikationsweise	57,9%	26,3%	5,3%	5,3%	5,3%	19
J01 Fachpraktische Lehrinhalte	21,1% („ausge-zeich-net")	73,7% („sehr gut")				19
K01 Fachdidaktische Hinweise	94,7% („gut")					19

Mehr als neun Zehntel bewerten die für die Vermittlung der Lehrinhalte angeführten fachdidaktischen Hinweise als „gut" (s. Tab. 14).

5.2.6 Auswertung der Items zum Lernziel „Gesprächstechniken"

Die Auswertung der Wichtigkeitsbeurteilung durch die Experten ergab für alle fachtheoretischen und fachpraktischen Lehrinhalte einen positiven Beurteilungsgrad von mehr als 85 %. Mehr als neun Zehntel bewerten die für die Vermittlung der Lehrinhalte angeführten fachdidaktischen Hinweise als „gut" (s. Tab. 15).

Tab. 15: Zeilenprozentnormierte Linearverteilungen der Wichtigkeitsbeurteilung fachtheoretischer Lehrinhalte und Bewertung fachdidaktischer Hinweise zum Thema „Gesprächstechniken"

	unver-zichtbar	sehr wichtig	N
L01 Beratungsrelevante Gesprächstechniken	89,5 %	10,5 %	19
L02 Förderliche Grundhaltungen für die Gesprächsführung	84,2 %	15,8 %	19
M01 Fachpraktische Lehrinhalte	72,2 % („ausge-zeichnet")	27,8 % („sehr gut")	18
N01 Fachdidaktische Hinweise	94,4 % („gut")		18

5.2.7 Auswertung der Items zum Lernziel „Beratungsrahmen"

Die Auswertung der Wichtigkeitsbeurteilung durch die Experten ergab für die Lehrinhalte O01 und O03 einen positiven Beurteilungsgrad von mehr als 85 %. Lehrinhalt O02 verfehlt knapp das positive Beurteilungs-kriterium. Mögliche Gründe könnten in der Priorisierung wissenschaftli-cher Beratungsbegriffe (z B. Psychologie) als Abgrenzungskriterium zu-lasten pflegebezogener Beratungsbegriffe liegen. Fast neun Zehntel bewerten die für die Vermittlung der Lehrinhalte angeführten fachdidak-tischen Hinweise als „gut" (s. Tab. 16).

Tab. 16: Zeilenprozentnormierte Linearverteilungen der Wichtigkeitsbeurteilung fachtheoretischer Lehrinhalte und Bewertung fachdidaktischer Hinweise zum Thema „Beratungsrahmen"

	unver-zichtbar	sehr wichtig	wichtig	N
O01 Rechtliche, curriculare und programmatische Rahmenbedingungen von Beratung	42,1%	47,4%	10,5%	19
O02 Beratungsbegriffe in Abhängigkeit ihrer wissenschaftlichen Bezugsdisziplin	36,8%	42,1%	21,1%	19
O03 Pflegerelevante Beratungsgrundsätze	68,4%	26,3%	5,3%	19
P01 Fachdidaktische Hinweise	89,5% („gut")			19

5.2.8 Auswertung der Items zum Lernziel „Beratungssituation"

Die Auswertung der Wichtigkeitsbeurteilung durch die Experten ergab für alle Lehrinhalte einen positiven Beurteilungsgrad von mehr als 85%. Jeder Experte bewertet die für die Vermittlung der Lehrinhalte angeführten fachdidaktischen Hinweise als „gut" (s. Tab. 17).

Tab. 17: Zeilenprozentnormierte Linearverteilungen der Wichtigkeitsbeurteilung fachtheoretischer Lehrinhalte und Bewertung fachdidaktischer Hinweise zum Thema „Beratungssituation"

	unver-zichtbar	sehr wichtig	wichtig	N
Q01 Umgebungs-, patienten- und pflegepersonalbezogene Ausgangsbedingungen für Beratung	78,9%	21,1%	0,0%	19
Q02 Einzelberatung als Sozialkonstellation	68,4%	31,6%	0,0%	19
Q03 Gruppenberatung als Sozialkonstellation	52,6%	42,1%	5,3%	19
R01 Fachdidaktische Hinweise	100% („gut")			19

5.2.9 Auswertung der Items zum Lernziel „Beratungstypen"

Die Auswertung der Wichtigkeitsbeurteilung durch die Experten ergab für alle Lehrinhalte einen positiven Beurteilungsgrad von mehr als 85%.

Jeder Experte bewertet die für die Vermittlung der Lehrinhalte angeführten fachdidaktischen Hinweise als „gut" (s. Tab. 18).

Tab. 18: Zeilenprozentnormierte Linearverteilungen der Wichtigkeitsbeurteilung fachtheoretischer Lehrinhalte und Bewertung fachdidaktischer Hinweise zum Thema „Beratungstypen"

	unver-zichtbar	sehr wichtig	wichtig	N
S01 Charakterisierung und Indikation für „aufklärende Beratung"	78,9%	10,5%	10,5%	19
S02 Charakterisierung und Indikation für „empfehlende Beratung"	73,7%	15,8%	10,5%	19
S03 Charakterisierung und Indikation für „erfordernisorientierte Beratung"	78,9%	10,5%	10,5%	19
S04 Charakterisierung und Indikation für „lösungsorientierte Beratung"	73,7%	15,8%	10,5%	19
S05 Charakterisierung und Indikation für „komplexe Beratung"	78,9%	10,5%	10,5%	19
T01 Fachdidaktische Hinweise	100% („gut")			19

5.2.9.1 Auswertung der Items zum Lernziel „Beratungsbeispiele"

Die Auswertung der Wichtigkeitsbeurteilung durch die Experten ergab für alle Lehrinhalte einen positiven Beurteilungsgrad von mehr als 85%. Fachdidaktische Hinweise wurden hierfür nicht evaluiert (s. Tab. 19).

Tab. 19: Zeilenprozentnormierte Linearverteilungen der Wichtigkeitsbeurteilung fachtheoretischer Lehrinhalte zum Thema „Beratungstypen"

	unver-zichtbar	sehr wichtig	wichtig	N
U01 Beratungsbeispiel für „aufklärende Beratung"	68,4%	21,1%	10,5%	19
U02 Beratungsbeispiel für „empfehlende Beratung"	68,4%	21,1%	10,5%	19
U03 Beratungsbeispiel für „erfordernisorientierte Beratung"	73,7%	21,1%	5,3%	19
U04 Beratungsbeispiel für „lösungsorientierte Beratung"	73,7%	21,1%	5,3%	19
U05 Beratungsbeispiel für „komplexe Beratung"	73,7%	21,1%	5,3%	19

5.2.9.2 Auswertung der Lehrinhalte nach Expertengruppen

Signifikante Mittelwertsunterschiede ergeben sich für die Lernziele Salutogenese, Beratungstypen und Beratungsbeispiele hinsichtlich n1 und n2. Die Lehrinhalte werden von n1 tendenziell etwas kritischer beurteilt. Mögliche Gründe hierfür könnten in bestehenden Unterrichtserfahrungen mit beratungsrelevanten Lehrinhalten, höherem Bekanntheits- und Durchdringungsgrad der Lehrinhalte sowie spezifischer Berufserfahrung liegen. Mögliche Gründe für die nahezu maximale Akzeptanz der Lehrinhalte von n2 könnten in der Vertrautheit mit dem Aufbau und der Systematik der gewählten Curriculumsvariante sowie im geübten Umgang mit wissenschaftlichen Elaborationen liegen (s. Tab. 20).

Tab. 20: Mittelwerte und Standardabweichungen der itembezogenen durchschnittlichen Wichtigkeitsbeurteilungen fachtheoretischer Lehrinhalte bei zwei unterschiedlich qualifizierten Expertengruppen

Fachtheoretische Lehrinhalte		n1	n2	F-Test	p	t-Test	p
Gesundheitsverständnis	X	1,48	1,34	0,01	0,93	0,89	0,38
	s	0,34	0,32				
Salutogenese	X	1,67	1,17	4,75	0,05*	3,01	0,01s
	s	0,44	0,26				
Krankheitsprävention	X	1,75	1,19	1,42	0,25	1,77	0,10
	s	0,81	0,26				
Gesundheitsförderung	X	1,50	1,57	1,24	0,28	-0,30	0,77
	s	0,54	0,42				
(Non)verbale Kommunikation	X	1,42	1,75	3,31	0,09	-0,74	0,47
	s	0,49	1,46				
Gesprächstechniken	X	1,17	1,07	2,13	0,16	0,60	0,56
	s	0,39	0,19				
Beratungsrahmen	X	1,67	1,57	0,09	0,77	0,35	0,73
	s	0,60	0,50				
Beratungssituation	X	1,44	1,19	2,14	0,16	1,24	0,23
	s	0,48	0,33				
Beratungstypen	X	1,53	1,00	17,71	0,00*	2,36	0,04s
	s	0,78	0,00				
Beratungsbeispiele	X	1,57	1,00	25,88	0,00*	2,84	0,02s
	s	0,69	0,00				
Gesamtbeurteilung	X	15,19	12,63	1,01	0,33	1,86	0,08
	s	3,04	2,00				

* t-Test für heterogene Varianzen verwendet

5.3 Resümee

Die quantitative Auswertung der Beurteilung des Integrierten Ausbildungscurriculums durch die Vpn (Experten) ergab im Gesamtergebnis einen positiven Beurteilungsgrad von mehr als 85 %. Aufgrund der qualitativen Auswertung wurden geringfügige inhaltliche und methodische Adaptierungen desselben vorgenommen. Sowohl Brauchbarkeit als auch Akzeptanz wurden somit bestätigt. Das nun vorliegende Integrierte Ausbildungscurriculum (s. Kap. 3) als Endprodukt eignet sich demnach als Grundlage für die Fortbildung diplomierter Gesundheits- und Krankenpflegepersonen, als zusätzliches Unterrichtsfach im Rahmen der Schulautonomie (Gesundheits- und Krankenpflegeausbildung) und kann als Anregung zur Entwicklung von Lehrbehelfen dienen.

6 Gesamtzusammenfassung

Für den **Gegenstandsbereich der Beratung** kann gegenwärtig nicht von einer explizit existierenden Beratungstheorie ausgegangen werden, die einen vollständigen theoretischen Rahmen vorlegen oder die Beratungspraxis in ausreichendem Maße bestimmen könnte. Die Vielzahl theoretischer Konzeptionen ist aus den theoretischen und praktischen Entwicklungen sozial- und humanwissenschaftlicher Disziplinen ableitbar. Beratung folgt demnach je nach Disziplin „therapienahen" Handlungsfeldern (Psychologie), „alltagsorientierten" Handlungsfeldern (Sozialarbeit) oder „(aus)bildungsorientierten" Handlungsfeldern.

Der von der Autorin konstruierte **pflegerelevante Beratungsbegriff** definiert Beratung, insbesondere Gesundheitsberatung in der Pflege als Prozess, bei dem in Zusammenarbeit mit einzelnen Patienten oder Patientengruppen Lösungen zu existierenden oder potenziellen Problemsituationen, die den Gesundheitszustand des Patienten betreffen, erarbeitet werden. Dabei werden zwei Sichtweisen integriert: Beratung, die sich auf Reaktionen von Krankheiten bezieht („pathogenetisch orientiert"), und (Gesundheits-)Beratung, die sich auf Bedingungen zur Erhaltung bzw. Gestaltung von Gesundheit ausrichtet („salutogenetisch orientiert").

Zu den Beratungsgrundsätzen zählen: Ressourcenorientierung, Lösungsorientierung, Präventionsorientierung, Gesundheitsförderungsorientierung und Interaktionsorientierung. Nicht alle Grundsätze sind explizite Ziele jedes einzelnen Beratungsprozesses, sondern werden je nach individueller Problemsituation des Patienten als zusätzliche Perspektive in die Beratung eingebettet. Beratung, insbesondere Gesundheitsberatung in der Pflege ist im Verständnis der Autorin kein „integraler" Bestandteil einzelner Pflegehandlungen, sondern „herausgehobene" patientenorientierte Beratungsleistung in Form einer systematisch geplanten Face-to-face-Interaktion mit dem Patienten. Die Legitimation wird durch rechtliche, curriculare und programmatische Rahmenbedingungen bestimmt. Die konkrete Beratungssituation wird von umgebungsbezogenen, patientenbezogenen und pflegepersonalbezogenen Faktoren beeinflusst.

Die von der Verfasserin konstruierten **pflegerelevanten Beratungstypen** vollziehen sich zum einen verknüpft mit Einzelschritten des Pflegeprozesses, zum anderen mit Einzelschritten eines achtphasigen Beratungsprozesses, welcher als systematischer Beziehungs- und Kommunikationsprozess den geeigneten Rahmen abgibt. Der Beratungstyp „aufklärende Beratung" ist der Versuch, Patienten in die Lage zu versetzen, einen bestimmten gesundheits-/krankheitsbezogenen Informations- sowie Wissensstand zu erreichen. Der Beratungstyp „empfehlende Beratung" bedeutet, dass von der Pflegeperson empfohlene Maßnahmen von Vorteil für gesundheitsbezogenes Verhalten wären. Der Beratungstyp „erfordernisorientierte Beratung im engeren und weiteren Sinn" zielt auf die Durchführung von Maßnahmen sowie auf die Einhaltung gesundheitsbezogener Vorgaben seitens des Patienten. Der Beratungstyp „lösungserarbeitende Beratung" zielt auf Maßnahmen, die der Patient selbst oder durch koordiniertes Zusammenarbeiten mit anderen Personen erbringen kann, zur Lösung von Problemsituationen. Der Beratungstyp „komplexe Beratung" integriert die genannten Beratungstypen und fordert die kurz- bis langfristige Umsetzung von Maßnahmen seitens des Patienten bzw. der Angehörigen. Im Mittelpunkt pflegerelevanter Beratungstypen steht, Patienten einen raschen Zugang zu verständlichen Beratungsschwerpunkten (z B. Informationen, Empfehlungen, Erfordernissen, konkreten Lösungen) zu ermöglichen – unter Berücksichtigung der momentanen körperlich-emotionalen Gesundheitssituation.

Das vorliegende „Integrierte Ausbildungscurriculum" verfolgt die Zielstellung, das Handlungsfeld von Gesundheits- und Krankenpflegepersonen durch einschlägige Zusatzqualifikationen zu erweitern.

Die abschließende **Expertenbefragung** verfolgte das Ziel, eine praxisorientierte Beurteilung der in den Fragebogenblättern angeführten Inhalte des vorgelegten Integrierten Ausbildungscurriculums zu erreichen. Aufgrund der qualitativen und quantitativen Auswertung der Untersuchungsergebnisse wurde eine inhaltliche sowie methodische Adaption desselben durchgeführt. Die Beurteilung des Integrierten Ausbildungscurriculums durch die Vpn (Experten) ergab im Gesamtergebnis einen positiven Beurteilungsgrad von mehr als 85 %. Brauchbarkeit sowie Akzeptanz desselben wurden bestätigt.

(Künftige) Gesundheits- und Krankenpflegepersonen verfügen nach Absolvierung der genannten Zusatzqualifikation über spezifische Kompetenzen und Methoden zur zweckhaften Umsetzung „patientenzentrierter" Beratung, insbesondere Gesundheitsberatung in der Pflege. Diese stehen im Zusammenhang mit Erwartungen, grundlegende Gesprächsfertigkeiten zu praktizieren und in einen prozesshaft ablaufenden Beratungsverlauf zu integrieren.

7 Literaturverzeichnis

Antonovsky, A.: Salutogenese. Zur Entmystifizierung der Gesundheit. Tübingen: dgvt 1997.

Ahlers, C. et al.: Systemische Einzel-, Paar- und Familientherapie – Entwicklung und Perspektiven. In: Slunecko, T./Sonneck, G. (Hg.): Einführung in die Psychotherapie. Wien: Facultas 1999, S. 247–300.

Arets, J. et al.: Professionelle Pflege. Fähigkeiten und Fertigkeiten. Bern: Eicanos-Huber 1999.

Bamberger, G. G.: Lösungsorientierte Beratung. 2. neubearb. und erweit. Aufl. Weinheim: Beltz 2001.

Brieskorn-Zinke, M.: Gesundheitsförderung in der Pflege. Stuttgart: Kohlhammer 1996.

Brieskorn-Zinke, M.: Die pflegerische Relevanz der Grundgedanken des Salutogenese-Konzepts. Pflege 2000/13, 373-380.

Brobst, R. et al.: Der Pflegeprozess in der Praxis. Bern: Huber 1997.

Brösskamp-Stone, U./Kickbusch, I.: Gesundheitsförderung und Prävention. In: Schwartz, F.-W. (Hg.): Das Public Health Buch. München: Urban & Fischer 2000, S. 141–150.

Canobbio, M. M.: Praxishandbuch Patientenschulung und -beratung. Wiesbaden: Ullstein 1998.

Cavanagh, S. J.: Pflege nach Orem. 2. verb. Aufl. Freiburg im Breisgau: Lambertus 1997.

Culley, S.: Beratung als Prozess. Lehrbuch kommunikativer Fähigkeiten. Weinheim: Beltz 2002.

Conrad, G. (Hg.): Ottawa-Charta zur Gesundheitsförderung. Nachdruck der autorisierten Fassung. Gamburg: Selbstverlag 1993.

Datler, W./Stephenson, T.: Tiefenpsychologische Ansätze in der Psychotherapie. In: Slunecko, T./Sonneck, G.: (Hg.): Einführung in die Psychotherapie. Wien: Facultas 1999, S. 77–129.

Dlugosch, G.-E./Schmidt, L.-R.: Psychologische Grundlagen der Patientenschulung und Patientenberatung. In: Petermann, F. (Hg.): Patientenschulung und Patientenberatung. 2. überarb. und erweiterte Auflage. Göttingen: Facultas 1997, S. 23-51.

Egan, G.: Helfen durch Gespräch. Weinheim: Beltz 2001.

Engel, F.: Dacapo – oder moderne Beratung im Themenpark der Postmoderne. In: Nestmann, F. (Hg.): Beratung. Bausteine für eine interdisziplinäre Wissenschaft und Praxis. Tübingen: dgvt 1997, S. 179–216.

Engel, R.: Qualifizierungsentwicklung von Pflege-Lehrpersonen. Frankfurt am Main: Lang 2002.

Ertl, R./Kratzer, U.: Hauskrankenpflege. Wien: Facultas 2001.

Fassbinder, S./Lust, A.: GuKG. Gesundheits- und Krankenpflegegesetz. Wien: Manz 1997.

Franzkowiak, P.: Gesundheit. In: Bundeszentrale für gesundheitliche Aufklärung (Hg.): Leitbegriffe der Gesundheitsförderung. 1. Aufl. Schwabenheim: Sabo 1996, S. 54–86.

Grass, M.: Gesundheitsförderung in Europa. Ein Überblick über Grundlagen und Praxis. Unpubl. Diplomarbeit (Ernährungswissenschaft). Wien 1999.

Grell, J./Grell, M.: Unterrichtsrezepte. 2. Aufl. Weinheim: Beltz 1999.

Groothius, R.: Soziale und kommunikative Fertigkeiten. Praxishandbuch für Pflege- und Gesundheitsberufe. Bern: Huber 2000.

Grunst, S./Schramm, A.: Neurologie, Psychiatrie. 2. Aufl. München: Urban 2003.

Hausreither, M.: Rechtliche Grundlagen in der Gesundheits- und Krankenpflege. In: Gruber, E./Kuss, S. (Hg.): Weiterbildung im Gesundheits- und Pflegewesen. Wien: Facultas 1998, S. 19–42.

Höppner, H.: Gesundheitsförderung von Krankenschwestern. Frankfurt: Mabuse 2004.

Hornung, R./Lächler, J.: Psychologisches Grundwissen für Krankenpflegeberufe. 6. Aufl. Weinheim: Beltz 1994.

Huber, M.: Patientenberatung und -edukation – welche Anforderungsprofile werden an die Pflege in Zukunft gestellt? PR-Internet 2002/03, S. 65–71.

Hulskers, H./Niederer-Frei, I.: Pflegeexpertin/Pflegeexperte als Beraterin/Berater. Pflege 1997/10, S. 80–85.

Jagos, M.: Grundlegende Luftkampfmanöver-Ausbildung für Militärpiloten. Integriertes Ausbildungscurriculum für die Saab 105. Unpubl. Diplomarbeit (Fachhochschulstudiengang-Theresianische Militärakademie). Wiener Neustadt 2001.

Kirchhoff, S. et al..: Der Fragebogen. Datenbasis, Konstruktion und Auswertung. Opladen: Leske 2003.

Koch-Straube, U.: Beratung in der Pflege. Bern: Huber 2001.

Kolb, R.: Gesprächsführung. In: Bachmair, S. et al. (Hg.): Beraten will gelernt sein. Weinheim: Beltz 1998, S. 16–82.

Klotter, C.: Aktuelle Perspektiven vor dem Hintergrund geschichtlicher Bezüge. In: Klotter, C. (Hg.): Prävention im Gesundheitswesen. Göttingen: Verlag für Angewandte Psychologie 1997, S. 21–38.

Laaser, U./Hurrelmann, K.: Gesundheitsförderung und Krankheitsprävention. In: Hurrelmann, K./Laaser, U. (Hg.): Handbuch Gesundheitswissenschaften. Weinheim: Juventa 1998, S. 395–424.

Liebminger, M.: Kompetenzen der Pflegelehrer im Vermittlungsprozess zur Gesundheitsförderung. Unpubl. Diplomarbeit (Erziehungswissenschaft). Wien 2001.

Magistrat der Stadt Wien – Bereichsleitung für Gesundheitsplanung und Finanzmanagement (Hg.): Wiener Gesundheits- und Sozialsurvey – Gesundheitsberichterstattung Wien – Studie S1/2003. Wien: AV-Druck plus 2003.

Mutzeck, W.: Kooperative Beratung. Grundlagen und Methoden der Beratung und Supervision im Berufsalltag. 4. Aufl. Weinheim: Beltz 2002.

Naidoo, J./Wills, J.: Lehrbuch der Gesundheitsförderung. 1. Aufl. Gamberg: 2003.

Nestmann, F.: Beratung als Ressourcenförderung. In: Nestmann, F. (Hg.): Beratung. Bausteine für eine interdisziplinäre Wissenschaft und Praxis. Tübingen: dgvt 1997a, S. 15–38.

Nestmann, F.: Big Sister is Inviting You – Counseling und Counseling Psychology. In: Nestmann, F. (Hg.): Beratung. Bausteine für eine interdisziplinäre Wissenschaft und Praxis. Tübingen: dgvt 1997b, S. 161–178.

Norwood, S. L.: Pflege-Consulting. Handbuch zur Organisations- und Gruppenberatung in der Pflege. Bern: Huber 2002.

Österreichisches Bundesinstitut für Gesundheitswesen (Hg.): Offenes Curriculum Allgemeine Gesundheits- und Krankenpflege. Zwischenbericht – Projektphase II. 1999.

Österreichisches Bundesinstitut für Gesundheitswesen (Hg.): Offenes Curriculum Allgemeine Gesundheits- und Krankenpflege. Zwischenbericht – Projektphase III. 2000.

Österreichisches Bundesinstitut für Gesundheitswesen (Hg.): Offenes Curriculum Allgemeine Gesundheits- und Krankenpflege. Zwischenbericht – Projektphase IV. 2001.

Österreichisches Bundesinstitut für Gesundheitswesen (Hg.): Offenes Curriculum Allgemeine Gesundheits- und Krankenpflege. Projektbericht. 2003.

Orem, D.: Strukturkonzepte der Pflegepraxis. Berlin: Ullstein 1997.

Paetz, B./Benzinger-König, B.: Chirurgie für Pflegeberufe. 19. neu bearb. Aufl. Stuttgart: Thieme 2000.

Parfy, E.: Verhaltenstherapie. In: Slunecko, T./Sonneck, G. (Hg.): Einführung in die Psychotherapie. Wien: Facultas 1999, S. 140–167.

Rattner, J.: Alfred Adler. Reinbek b. Hamburg: Rowohlt 1972.

Rechtien, W.: Beratung. Theorien, Modelle und Methoden. München: Profil 1998.

Redlich, A.: Psychologische Beratung ist mehr als verkürzte Therapie. In: Nestmann, F. (Hg.): Beratung. Bausteine für eine interdisziplinäre Wissenschaft und Praxis. Tübingen: dgvt 1997, S. 151–160.

Schmid, P.F.: Personenzentrierte Psychotherapie. In: Slunecko, T./Sonneck, G. (Hg.): Einführung in die Psychotherapie. Wien: Facultas 1999, S. 168–211.

Schwendenwein, W.: Theorie des Unterrichtens und Prüfens. 6. überarb. und erweit. Aufl. Wien: WUV 1998.

Schwendenwein, W.: Methoden zur Datengewinnung. Einführung in die Entwicklung sozialwissenschaftlicher Fragebogen. Online-Publikation (Universität Wien/Bildungswissenschaft). 3. verb. Aufl. Wien 2003.

Schulz von Thun, F.: Miteinander Reden. Störungen und Klärungen. 39. Aufl. Reinbek bei Hamburg: Rowohlt 2004.

Schuch, B.: Lerntheoretische Schulen. Skriptum – Hochschullehrgang Psychotherapeutisches Propädeutikum – HOPP. Wien, WS 2003/2004.

Seel, M.: Die Pflege des Menschen. 3. überarb. und erweit. Aufl. Hagen: Kunz 1998.

Sickendiek, U. et al.: Beratung. Eine Einführung in sozialpädagogische und psychosoziale Beratungsansätze. 2. überarb. und erweit. Aufl. Weinheim: Juventa 2002.

Tausch, A./Tausch, R.: Gesprächspsychotherapie. 9. überarb. und erweit. Aufl. Göttingen: Hogrefe 1990.

Thiersch, H.: Soziale Beratung. In: Nestmann, F. (Hg.): Beratung. Bausteine für eine interdisziplinäre Wissenschaft und Praxis. Tübingen: dgvt 1997, S. 99–110.

Waller, H.: Gesundheitswissenschaft. 2. Aufl. Stuttgart: Kohlhammer 1996.

Watzlawick, P. et al.: Menschliche Kommunikation. Formen, Störungen, Paradoxien. 10. unveränd. Aufl. Bern: Huber 2003.

Weinberger, S.: Klientenzentrierte Gesprächsführung. Eine Lern- und Praxisanleitung für helfende Berufe. 8. unveränd. Aufl. Weinheim: Beltz 1998.

Weinberger, S.: Klientenzentrierte Gesprächsführung. Eine Lern- und Praxisanleitung für Personen in psychosozialen Berufen. Weinheim: Juventa 2004.

Willig, W.: Kommunikationsprozesse in der Beratung. In: Bachmair, S. et al. (Hg.): Beraten will gelernt sein. Weinheim: Beltz 1998, S. 95–117.

8 Abkürzungsverzeichnis

Abb.	Abbildung
Abs.	Absatz
Abj.	Ausbildungsjahr
allg.	allgemeine
AV	Ausbildungsverordnung
BGBl.	Bundesgesetzblatt
bzw.	beziehungsweise
ca.	zirka
CE	Curriculumseinheiten
d.h.	das heißt
ER	ergänzend
etc.	et cetera
EX	existenziell
FdH	Fachdidaktische Hinweise
ggf.	gegebenenfalls
gem.	gemäß
GuK	Gesundheits- und Krankenpflege
GUKG	Gesundheits- und Krankenpflegegesetz
idF	in der Fassung
inkl.	inklusive
Kap.	Kapitel
KPG	Krankenpflegegesetz
LA	Lernzieladditum
LF	Lernzielfundamentum
LGuK	LehrerIn für Gesundheits- und Krankenpflege
LI	Lehrinhalt
LZ	Lehrziel
M.a.W.	mit anderen Worten
n	Teilstichprobenumfang
N	Gesamtstichprobenumfang
Nr.	Nummer
p	probability (Wahrscheinlichkeit)
PE	prüfungsentscheidend
s	Standardabweichung
s.	siehe
S.	Seite
SPSS	Statistical Package for the Social Sciences
Tab.	Tabelle
u.a.	unter anderem
UE	Unterrichtseinheiten

ULG	Universitätslehrgang
u. U.	unter Umständen
vgl.	vergleiche
Vp(n)	Versuchsperson(en)
WHO	Weltgesundheitsorganisation
www	World Wide Web
X	Mittelwerte
Z.	Zahl
z.B.	zum Beispiel
zit. n.	zitiert nach
%	Prozent
§	Paragraph